MW01506053

ENCICLOPEDIA DE EJERCICIOS DE

PILATES

Vicky Timón

Director editorial:
Juliana Esperança

Ilustraciones:
Isabel Arechabala

Diseño y maquetación:
Alberto Palomares

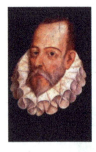

Dícenme.

Miguel de Cervantes Saavedra y en 1605 di a la imprenta cierto librillo que granjeóme larga fama y escasa fortuna.

El primer año víose el fruto de mi ingenio aventado en cinco ediciones más ladronas que caco, las cuales causaron no pocos disgustos a mi honra y no menos quebrantos a mi diezmada hacienda.

No se usaban entonces, como agora se usan derechos de propiedad intelectual.

Moraleja: No piratees

3ª Edición

© Pila Teleña, 2022
C/ Pozo Nuevo, 12
28430 Alpedrete, Madrid (Spain)
Telf: 609 25 20 82
editorial@pilatelena.com
www.pilatelena.com

ISBN: 978-84-16740-16-1
Legal Deposit: M-21983-2022
Hecho en Spain

Reservados todos los derechos. Quedan rigurosamente prohibidas, sin el permiso escrito de los titulares del copyright, la reproducción o la transmisión total o parcial de esta obra por cualquier procedimiento mecánico o electrónico, incluyendo la reprografía y el tratamiento informático.

¡Respeta los derechos de autor! Mucha gente ha puesto un gran esfuerzo en este libro y se merecen su recompensa!

ENCICLOPEDIA DE EJERCICIOS DE
PILATES

Vicky Timón

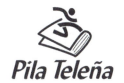

Pila Teleña

Índice

Tren inferior

Tren superior

Relax

Estiramiento relax

Pilates de Pie

Agradecimientos

A Ana Escobedo por haberme puesto en contacto con mi editor.

A Marco Pila, mi editor, por hacer posible este libro.

A Isabel Arechabala por sus magníficas ilustraciones.

A Eva, Ana Isabel, Fer y Edgar por su entrega en las sesiones de modelado.

A mi familia y amigos por su apoyo incondicional.

A mis alumnos por su trabajo diario, que es mi fuente de experiencia.

A Eva López por su ayuda y paciencia

Prólogo

Desde hace relativamente poco tiempo, en comparación con otros países, como Estados Unidos, en el que las escuelas de formación del método proliferan con una rapidez asombrosa, los medios de comunicación presentan el método pilates como una de las mayores revelaciones dentro de las disciplinas de movimiento.

Los médicos, que antes pensaban que la natación era el mejor ejercicio para todos aquellos a quienes les dolía la espalda y necesitaban moverse, ahora recomiendan hacer pilates a esas mismas personas, ¿por qué?, ¿qué tienen en común estas dos actividades?, ¿qué las hace diferentes de las demás?

La natación es un ejercicio sin impacto y, por lo tanto, su práctica no resulta lesiva para las articulaciones. Sin conocer la preparación física del paciente, es una recomendación segura para hacer ejercicio sin riesgo.

El método pilates es un conjunto de ejercicios, en su mayoría sin impacto, pensado para trabajar la corrección postural, el tono, la elasticidad muscular y la flexibilidad articular sin lesionarse. Los grupos musculares implicados en la realización de los ejercicios del método son los mismos que se utilizan diariamente, tanto en tareas domésticas como en las laborales. Por lo tanto, se podría decir que este tipo de entrenamiento tiene mucho de funcional, es decir, que el camino necesario para realizar los ejercicios, y los mismos ejercicios, nos entrenan para afrontar con éxito y sin dolor posterior los retos que la vida nos plantea cada día.

En fin, considero que los dos tipos de ejercicio son buenos y, en función de los objetivos y las características del sujeto, se debe recomendar uno u otro. Es más, yo recomendaría cualquier tipo de ejercicio si cumple los siguientes requisitos:

- Tiene intensidad moderada.
- Se realiza con frecuencia.
- Está programado en el tiempo.
- Es beneficioso para las articulaciones y los músculos.
- Es beneficioso para la mente.

El método que propongo en este libro puede organizarse para que cumpla todos estos requisitos, pero antes de programar has de conocer todos los ejercicios y sus principios básicos, claves para la correcta ejecución de los mismos.

Una visión particular del proceso del movimiento

El ser humano está diseñado para moverse, pero no de cualquier manera. El movimiento ha de ser ordenado, saludable, operativo y cuanto más consciente, mejor. Cuando nos movemos se desarrolla un proceso en cadena que, bien orientado, nos lleva al aumento de la calidad de vida, y, mal orientado, a las sobrecargas, el dolor y la lesión:

1. Al movernos aumenta la frecuencia cardiaca y la temperatura del cuerpo.
2. Las articulaciones empiezan a entrar en calor y el líquido sinovial se convierte en algo parecido a un aceite que hace que las estructuras óseas se deslicen unas contra otras, en lugar de friccionar con violencia.
3. Los ligamentos, los tendones, los meniscos y los cartílagos se nutren con ese movimiento y responden positivamente.

4. Durante los ejercicios se produce una gran interacción nervio-músculo (sistema neuromuscular) que hace posible la construcción de caminos nerviosos para la producción del movimiento.

5. Cuanto más se repite un movimiento, mejor se llega a hacer y más fuerza ganan los músculos protagonistas de ese movimiento.

6. Un músculo fuerte y activo es un músculo sano que imprime movilidad y, por lo tanto, salud a las articulaciones de su campo de trabajo.

7. Una articulación rodeada de músculos activos y ligamentos, tendones, meniscos y cartílagos sanos es una articulación sana.

En este libro encontrarás la explicación de los ejercicios e información sobre la musculatura implicada en cada uno de ellos, los errores frecuentes de ejecución y sus variantes para poder adaptarlos a las características personales del practicante. También te ofrecemos un conjunto de objetivos como, por ejemplo, el aumento de energía cuando se está sin ganas de nada, el estiramiento ideal para dormir sin dolor de espalda, los ejercicios necesarios para que la jornada laboral no se haga pesada... y mucho más.

¿Y por qué todo esto?

Tras varios años comprobando cómo actúa el método pilates en la salud de mis alumnos, no me resigno a que los que no pueden acceder a este servicio se pierdan el beneficio que supone realizar los ejercicios adecuados en el momento apropiado. Cada día, en mi estudio, doy consejos sobre el ejercicio estrella para esto o para lo otro, y me alegra enormemente escuchar cómo estos ejercicios cumplieron con su labor y aumentaron la calidad de vida de quienes los llevaron a la práctica.

Ahora quiero que seas tú quien se beneficie de este método revolucionario, pero no lo conseguirás haciendo muchas repeticiones o yendo directamente al ejercicio más avanzado de cada selección, sino realizando todos los pasos necesarios para la ejecución y siendo minucioso con la aplicación de los principios básicos. De lo contrario, nada diferenciaría lo que estás haciendo de una gimnasia de mantenimiento un poco extraña y potencialmente lesiva.

La relación entre este libro y la necesidad de aprender bien el método me causa cierta inquietud porque soy totalmente consciente de que la interpretación de lo escrito aquí variará dependiendo de la experiencia que tenga el lector y de lo mucho o poco que conozca su cuerpo y el método pilates. Por eso intentaré ser muy clara para que el beneficio se produzca desde el primer momento, independientemente de la forma física y el conocimiento del practicante, recordando que «el camino hacia el ejercicio es lo que importa».

Puesto que no voy a estar delante del lector para indicar y supervisar los ejercicios, no puedo hacerme responsable del resultado de los mismos. No obstante, ante cualquier duda puntual, existe la posibilidad de ponerse en contacto con nosotros en la dirección de correo electrónico vickytimon71@hotmail.com.

Otra cuestión importante es que, si se padece algún problema de salud, debe consultarse al médico antes de poner en práctica los ejercicios del método pilates.

Este libro es para todos sin exclusión de género, edad, forma física o experiencia; este libro es para ti.

Vicky Timón

Análisis muscular ilustrado

En las ilustraciones se detallan las posiciones principales por las que se ha de pasar para realizar el ejercicio. Los grupos musculares coloreados en rojo son, en la mayoría de los casos, los que hacen posible el movimiento; sin embargo, también pueden ser estabilizadores y su coloración en rojo indica su papel protagonista. Los músculos que aparecen con otro color son principalmente estabilizadores o ayudantes. Y los que se detallan en línea también están involucrados en el movimiento o en la estabilización, pero no son principales. Todos ellos han de funcionar juntos, como un equipo, y de todos depende el éxito del ejercicio, entendiendo por éxito el futuro beneficio.

Hasta el ejercicio más sencillo cuesta esfuerzo, pues no se trata, simplemente, de ejecutar, sino de ejecutar bien, con gran profundidad, con una buena postura mantenida, logrando una elongación constante y el equilibrio bilateral de todo el cuerpo, y aplicando los principios del método desde el segundo uno hasta que acaba el ejercicio.

¿Cómo se hace?

Es una descripción del ejercicio, una explicación técnica de su ejecución que concuerda con las distintas posiciones de la ilustración. En este apartado se pueden encontrar detalles similares a los que se verán en «Claves para realizar bien este ejercicio», pero no se repiten. Son indicaciones para el aumentar o descender la intensidad y para la correcta colocación del cuerpo.

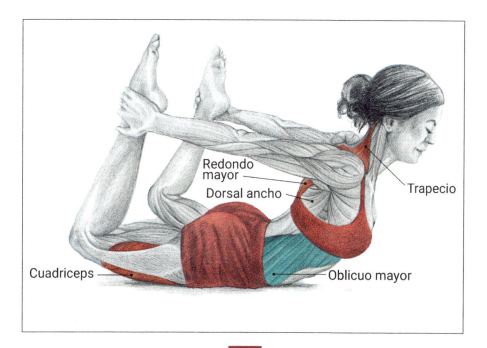

Redondo mayor

Dorsal ancho

Trapecio

Cuadriceps

Oblicuo mayor

Claves para realizar bien este ejercicio

Son indicaciones verbales o visuales, puntualizaciones concretas para llevar a la práctica de manera minuciosa. Son las claves para el éxito y posterior beneficio de los ejercicios. Muchos de los movimientos que se realizan en el método son potencialmente lesivos porque reproducen patrones con los que muchas personas se hacen daño al realizarlos de manera incorrecta por hábito o por falta de conocimiento. Cuando se practica el método pilates se aprende a realizarlos de forma correcta e, inevitablemente, los hábitos de movimiento negativos van desapareciendo de las acciones del día a día.

En este mismo apartado se aprenderá a organizar el ejercicio mediante la respiración. Seguir las pautas de inhalación y exhalación ayudará cuando el ejercicio esté asimilado, sobre todo en los ejercicios complejos. En este sentido, mi consejo es que primero se practique el movimiento y después se aprenda a respirar correctamente. En los ejercicios sencillos casi no hay que pensar en cómo respirar, ya que es algo que sale solo y una cosa no entra en conflicto con la otra; en los complejos, en cambio, se puede retrasar el aprendizaje del ejercicio si uno se empeña en introducir la respiración desde el principio.

Aprender a respirar como elemento básico del método es una cosa, es necesario; pero aplicar la respiración a los ejercicios es otra, lleva más tiempo. Eso sí, cuando se consiga, se experimentará una gran fluidez en el desarrollo de los mismos.

Músculos implicados

Aquí se aborda el análisis anatómico de la musculatura que trabaja cuando se realiza el ejercicio. Unos producen el movimiento, otros lo estabilizan y unos terceros ayudan desde un segundo plano. Todos son importantes, todos han de estar presentes y a todos han de llegar las órdenes correctas.

Es sumamente complicado mostrar toda la musculatura participante en los ejercicios. Ante la necesidad de tener que decidirme por unos u otros, opté por que aparecieran coloreados, en el análisis anatómico ilustrado, los más importantes, los que realmente se cansan, o mejor dicho, han de cansarse durante la ejecución del ejercicio. Los otros, los que no aparecen en ese apartado, se detallan en el apartado «otros» y «Músculos implicados», y, fundamentalmente, se estará haciendo referencia a los que se estiran. El método pilates no es un método de estiramiento, pero el estiramiento es intrínseco al ejercicio y, aunque no se le presta mucha atención, representa una de las claves de los enormes resultados que el método ofrece.

Beneficios y transferencias del ejercicio

Saber por qué se hace un ejercicio, para qué se hace, es una información fundamental si se quiere diseñar una programación de entrenamiento basada en un objetivo concreto. También es un factor motivante porque, pasado un tiempo, sirve de mucho echar la vista atrás y darse cuenta de que los ejercicios que supuestamente no muestran lo que se trabaja han ayudado a lograr una respiración mejor, a subir las escaleras de dos en dos, a mover un peso sin daño para la espalda e, incluso, a ser mejor en el deporte que se practique.

Errores de ejecución

Este apartado nace de la experiencia, de ver como todos los alumnos, independientemente del nivel, caen en estos errores en uno u otro momento. Unas veces es por falta de técnica, otras por cansancio, otras por tener un mal día... Si estamos avisados, alertas, caeremos menos en ellos.

Adaptaciones

En el libro hay un capítulo dedicado a la utilización de pequeños elementos o la modificación de la postura de los ejercicios. En este apartado se encontrarán las referencias necesarias para dar solución a dolores o incomodidades que impiden una correcta ejecución. Son adaptaciones que sorprenderán por su sencillez.

Variantes

En este apartado se ofrecen ejercicios similares al principal que aportan mayor o menor intensidad o que incluyen el trabajo de algún otro grupo muscular. Son tan interesantes como los ejercicios originales del método, no se debe dejar de practicarlos. Las variantes son una herramienta eficaz para no caer en la adaptación y la monotonía.

Notas

Se trata de pinceladas de información que se incluyen en algunos ejercicios para su mayor entendimiento. Indicaciones particulares sobre el ejercicio en cuestión o comentarios generales acerca de los patrones de movimiento relacionados.

Categoría de los ejercicios. Su clasificación

En este libro se plantea una clasificación de ejercicios diferente: por tren superior, tren inferior, mixto, zona abdominal, y estiramientos relax no por niveles. No obstante, se puede saber qué nivel tiene cada ejercicio gracias a una indicación en la cabecera del mismo, junto con otra información.

«Abdominal», «Tren inferior», «Tren superior», «Mixto» y «Estiramientos/relax» son las cinco categorías que se encontrarán. En la categoría «Abdominal» el trabajo es, principalmente, de los cuatro grupos musculares abdominales, aunque también intervenga otra musculatura de manera importante. En cualquier caso, en las demás categorías, excepto en la de «Estiramientos/relax», siempre estará presente el trabajo de la musculatura abdominal.

- Ejemplo: «ABDOMINAL. Estiramiento lento de las dos piernas (*slow double leg strecht*) (1-2)». «ABDOMINAL»: Categoría a la que pertenece el ejercicio, aunque, como se puede ver, por su nombre parece más un ejercicio de tren inferior.

- «Estiramiento lento de las dos piernas (*slow double leg strecht*)»: Nombre del ejercicio. A esta denominación hay que darle la importancia justa, porque no todas las escuelas utilizan la misma nomenclatura. En esta obra hay cambios respecto a los ejercicios que, hace años, aprendí de las escuelas Stott y Polestar. Por ejemplo, *shell stretch* se traduce como «concha», y aquí se encontrará como «bolita»; no obstante, se ofrecen las dos denominaciones para que se use la que más guste.

- «(1-2)»: Dentro de la clasificación de dificultad hay tres niveles, y en este caso se estaría hablando del ejercicio número 1 del nivel 2 o nivel intermedio. Es importante saber qué tipo de ejercicio se está haciendo porque se encontrarán dificultades que en principio no lo parecen. Se puede encontrar dificultad en varios aspectos: falta de elasticidad muscular, mantenimiento de los principios básicos del método, fuerza, equilibrio, resistencia, falta de articulación en la columna, ejercicios aéreos, etc. Por ejemplo, el *swimming* es un ejercicio relativamente sencillo, de nivel 2, pero nadie lo diría a simple vista. La complejidad *del swimming* es la elongación de la columna y el soporte abdominal mientras se realiza un gesto en el que todo el mundo suele acortar. Si se acorta, se sobrecarga la zona lumbar, y para conseguir no hacerlo se requiere un nivel 2 de experiencia y práctica.

Mientras lee los ejercicios, también puede escanear los códigos QR con su teléfono o abrir los enlaces en su ordenador para ver los vídeos y comprender mejor cómo realizarlos.

Ilustración · · · · · · · · · · · · Claves para relizar el ejercicio

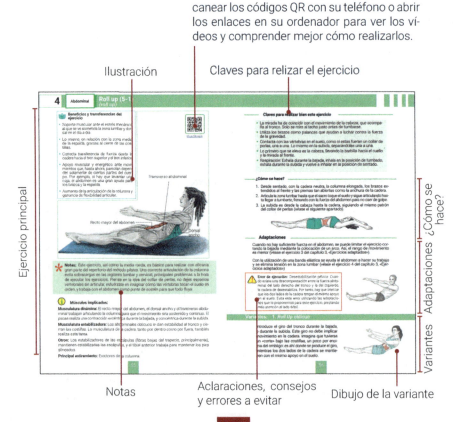

Ejercicio principal

Adaptaciones ¿Cómo se hace?

Variantes

Notas · · · · · · · · Aclaraciones, consejos y errores a evitar · · · · · · · · Dibujo de la variante

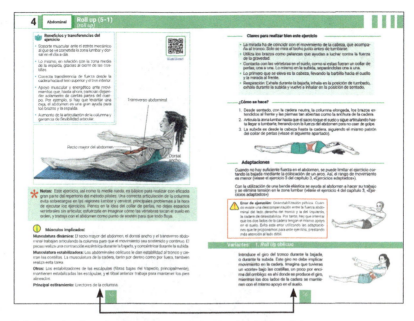

Este libro ha de entenderse como un manual a doble página.

A pie de página podemos encontrar una serie de ejercicios que tiene continuidad en la página contigua.

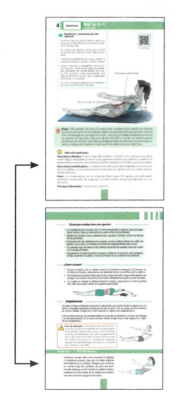

En el formato ebook, el libro se presenta de manera vertical, por lo que la secuencia de ejercicios a pie de página se interrumpe, para continuar en la siguiente página.

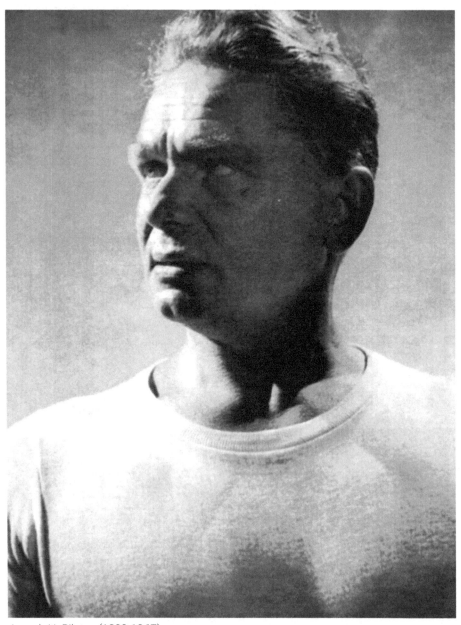

Joseph H. Pilates (1880-1967)

Introducción al método pilates

Un poco de historia

Joseph H. Pilates (1880-1967) dijo: «En diez sesiones notarás la diferencia, en veinte verás la diferencia, y en treinta tu cuerpo habrá cambiado totalmente».

Pilates no era una persona que gozara de buena salud ni fortaleza física. Dicen que, cuando se formaba una pelea, él era de los que perdía; cuando competían en una carrera, de los que se quedaban atrás; y cuando los demás ya estaban físicamente recuperados, él todavía sufría dolores musculares. También se dice que era enclenque, incluso enfermizo, y que padecía raquitismo. Saberse tan limitado lo llevó a experimentar numerosas disciplinas deportivas, y se quedó con lo mejor de cada una de ellas, era un verdadero investigador del movimiento.

Durante la I Guerra Mundial realizó labores de enfermería en una instalación militar a la que iban a parar los heridos de guerra alemanes. Con ellos puso en práctica sus conocimientos sobre movimiento y equilibrio muscular, e incluso los que no podían incorporarse se beneficiaron del método que había diseñado, pues les instaló muelles en los barrotes de las camas para poder trabajar con resistencias y así fortalecer la musculatura. Ese fortalecimiento aumentó las posibilidades de movimiento, y esto los llevó a una mejor y más rápida recuperación.

Más tarde, cuando el ejército alemán le propuso incorporarse de manera definitiva a sus filas como instructor físico, decidió exiliarse a Estados Unidos, donde fundó su primer Estudio y tuvo como principales clientes a bailarines y actores de teatro. Su fama aumentó rápidamente y todos querían entrenar con Pilates o aprender de él. Su método se convirtió en un referente del movimiento consciente (llamado por entonces contrología), orientado a desarrollar el control muscular y postural, así como a potenciar la flexibilidad, la elasticidad, la agilidad, la resistencia muscular y la potencia.

Los ejercicios originales que Pilates plasmó en sus apuntes son de un altísimo nivel técnico, de lo que se deduce la exigencia de sus alumnos. Hoy en día, los manuales del método pilates son un compendio de ejercicios divididos en niveles de dificultad y rendimiento. Cada escuela es diferente e imprime su sello personal, aunque siempre respetando los principios básicos de ejecución. Estos principios son el nexo de unión de todo el entramado de las nuevas tendencias de movimiento consciente que están apareciendo en el mercado.

En la actualidad, los personajes más populares del cine, la música y el deporte (Madonna, Julia Roberts, Brad Pitt, Michael Jordan, etc.) lo practican habitualmente y no dudan en avalar sus virtudes, pues ellos necesitan, más que nadie, vivir de su físico; así, señalan que el pilates es una de sus principales terapias de salud, fortaleza y belleza.

Un cambio radical

Cuando aprendí los principios básicos del método algo cambió en mi forma de entender el movimiento y, por extensión, de enseñar a hacer ejercicio. Quien siente esto que sentí yo, ya sea profesor o alumno, nunca jamás volverá a ser el mismo. Parece una exageración, pero es la única manera que tengo de explicar lo que me ocurrió.

Yo pensaba que tenía una forma física excelente y que, debido a mi experiencia en el mundo del *fitness*, no tendría dificultad en asimilar el método. No fue así, me costó muchísimo cambiar mis patrones de movimiento, los vicios. No sabía utilizar las fibras profundas del abdomen (transverso abdominal), tampoco sabía respirar adecuadamente y temblaba como una hoja cuando llevaba ocho repeticiones abdominales intentando no mover la cadera. La explicación a todo esto no es que estuviera mal entrenada, sino que estaba entrenada «solo por fuera». Mis músculos dinámicos estaban muy fuertes, pero los estáticos o posturales permanecían muy débiles, porque nunca los había utilizado conscientemente, nunca había pensado en la importancia de mantener una postura correcta en el entrenamiento. Solo me interesaba levantar más peso o aumentar el número de repeticiones, pero, y aquí está la clave, nunca había sido consciente de lo importante que es mantener la postura durante todas y cada una de las acciones del día a día.

En mí, el método pilates durará toda la vida, perdurará en el tiempo, porque ya forma parte de mis movimientos; ahora, todo lo relacionado con malas posturas me incomoda. Mis músculos posturales ya han automatizado esta forma de trabajar y, gracias al entrenamiento, les recuerdo que así debe ser, por lo que apenas me cuesta esfuerzo. Se podría decir, en suma, que economizo energía y me encuentro mejor que antes, con menos dolores. ¿Se puede pedir más?

Por esta razón creo que esta forma de trabajar siempre será relevante. El método pilates ofrece una base excelente de movimiento y, aunque se podrán crear nuevas técnicas y sistemas de entrenamiento, siempre se tendrá presente que una buena postura es la base de la salud articular. Pilates inventó o, mejor dicho, le dio forma a uno de los métodos de ejercicios más seguros, eficaces y beneficiosos de la historia del *fitness*.

Beneficios generales del ejercicio

Hacer ejercicio de manera programada, con el control, la frecuencia y la intensidad adecuados, produce una gran cantidad de beneficios para el organismo. Cada persona es distinta y, por ello, el ejercicio actuará de forma diferente en cada una de ellas. No obstante, siempre aportará salud, energía y buen humor, y esto se debe a que con el ejercicio programado aumenta la actividad de hormonas como la adrenalina, la serotonina o la oxitocina, que incrementan positivamente el estado de ánimo, producen sensación de bienestar y, algunas, incluso, aumentan el deseo sexual.

Como se viene apuntando, el ejercicio aporta los siguientes beneficios, entre otros:

- Mejora la autoestima, la autoconfianza y el funcionamiento mental.
- Ayuda a mejorar los estados psicológicos y previene la ansiedad y la depresión.
- Ayuda a combatir el estrés y las tensiones.
- Eleva el nivel energético y vital.
- Fortalece el estado físico general.

- Aumenta la longevidad y la calidad de vida.
- Reduce el riesgo de padecer hipertensión, diabetes, obesidad, osteoporosis, descalcificación, insomnio, cáncer de colon, etc.
- Incrementa la tasa metabólica.
- Mejora los niveles de colesterol.
- Fomenta la secreción de la hormona del crecimiento.
- Incrementa el flujo sanguíneo hacia el cerebro, lo cual, a su vez, aumenta el estado de alerta.
- Mejora la digestión.
- Potencia la resistencia del sistema inmune.

Beneficios particulares del método pilates

A nivel físico	A nivel mental
Aumento de la flexibilidad	Aumento de la salud mental
Aumento de la elasticidad	Aumento de la autoestima
Gran mejora en la agilidad	Reducción de los niveles de estrés
Aumento de la fuerza funcional	Mejora del sueño
Aumento de la salud física	Mejora en las relaciones sexuales
Recuperación del movimiento	Aumento de la confianza
Mejora del movimiento	Mejora en la capacidad de concentración
Reducción de lesiones	Aumento de la atención puntual
Aumento de la propiocepción	
Mejora del equilibrio	
Control de la respiración	
Mejora de la postura	
Disminuye el dolor articular, las sobrecargas musculares y las inflamaciones articulares	

Ejercicios por categorías

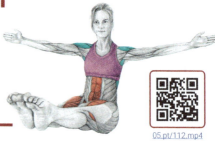

05.pt/112.mp4

— Introducción a los ejercicios —

En este libro se encontrará un compendio de ejercicios clasificados por zona de trabajo. El método pilates se basa, fundamentalmente, en la preparación del abdomen para asumir la función de «repartidor» de energía, soporte de la espalda y, a nivel general, estabilizador del movimiento de todo el cuerpo.

Sin embargo, aunque el abdomen siempre es el foco principal de atención, habrá otras zonas del cuerpo en las que se tendrá que volcar toda la energía; de ahí la existencia de tres categorías más. Así, los ejercicios están clasificados por «Abdominal», «Mixto», «Tren inferior», «Tren superior», «Relax» y, como capítulo extra, «Estiramientos».

Además de la clasificación por zonas también se podrá saber a qué nivel pertenecen y utilizar esa información para diseñar un plan de entrenamiento basado en la progresión de dificultad.

Las dos clasificaciones están contempladas en los índices del inicio del libro.

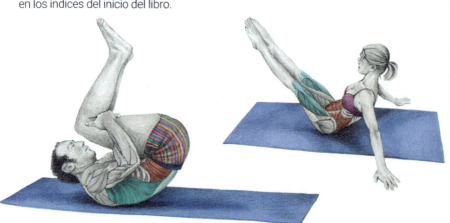

Principios básicos

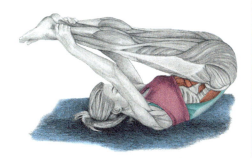

──────── **Introducción** ────────

Aprender los principios del método y aplicarlos sistemáticamente es fundamental para conseguir beneficios. Si se automatiza esta forma de trabajo se habrá aprendido a actuar de manera más sana para toda la vida. No es exagerado decir que ya no volvemos a ser los mismos una vez interiorizados los principios, porque el movimiento y la percepción de la postura cambian.

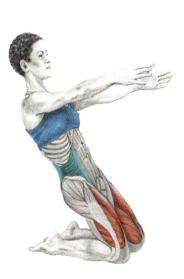

Los principios varían en la denominación y el número según las diferentes escuelas de formación, pero, llevados a la práctica, acaban siendo siempre los mismos, pues no hay otra manera de empezar a interiorizar el método, que deja de serlo si no se enseña tal y como es.

Para entender el potencial de los ejercicios es necesario aprender los principios. De hecho, estos son la base del método, y sin ellos cualquier elemento o máquina no deja de ser una plataforma con muelles y enganches nada diferente de las que se podrían tener en la sala de pesas de un gimnasio sofisticado o en una clase colectiva de mantenimiento.

Imágenes visuales

El aprendizaje del método pilates se facilita con el uso de orientaciones visuales, imágenes mentales propuestas por el profesor que se intentan llevar a cabo para conseguir un movimiento más claro y eficaz. Generalmente ya tenemos integradas algunas de esas imágenes, las cuales, en ocasiones, son erróneas, por lo que acaban produciendo tensiones, malos hábitos posturales, lesiones y demás desviaciones del comportamiento físico. La clave del éxito del método es la modificación de esas imágenes y la incorporación de otras nuevas. Por ejemplo, si para alguien alejar los hombros de las orejas es llevarlos hacia delante, esa persona solo conseguirá aumentar la cifosis o «chepa», sobrecargar la zona alta de la espalda y, posiblemente, contracturar los músculos posteriores del cuello.

Dependiendo de las conexiones cerebrales que se produzcan, se activarán unas u otras partes del cuerpo, de ahí la importancia de las visualizaciones. Por ejemplo, es más fácil elevar el brazo pensando e imaginando el dedo índice estirado que pensando en el dedo meñique.

En los apartados de «Claves para asimilar el principio de...», incluidos a continuación en el desarrollo de los principios básicos, y en el de «Claves para realizar bien este ejercicio», incluido en todos los ejercicios del libro, se encuentran estas orientaciones. Hay que intentar llevarlas a la práctica imaginando visualmente lo que se propone, lo que facilitará enormemente su eje.

¿Qué principios se verán en este libro?

1. Articulación craneovertebral.
2. Estabilización escapular.
3. Estabilización pélvica.
4. Elongación axial.
5. Alineación y equilibrio corporal.
6. Respiración.
7. Integración.

Cada principio irá explicado en varios apartados, y al final se mostrarán unos cuantos ejercicios que podrán hacerse para calentar y empezar a trabajar los gestos que dentro de un tiempo serán automáticos y económicos, y constituirán la clave del éxito de cualquier programa de ejercicio.

La conexión abdominal

Conectar el recto mayor del abdomen, el transverso y los oblicuos supone un aumento en la salud de la espalda porque estos músculos son clave en la estabilización de la cadera, la elongación de la columna y el control de la apertura y el cierre del tórax.

En este libro, al hacer referencia a la musculatura abdominal se utilizará en muchos casos la palabra *conexión* en lugar de *contracción muscular,* ya que lo que se busca es que se mantengan los músculos del abdomen trabajando durante un tiempo prolongado. La conexión permite hacer esto sin causar sobrecarga. Para entenderlo mejor, se puede imaginar el típico *curl* de bíceps, ejercicio en el que se agarra una pesa, se flexiona el codo y se levanta. En función del peso que haya que levantar se tendrá que realizar más o menos fuerza, más o menos contracción del bíceps; sin contracción no hay levantamiento. En el caso del abdomen, se dan dos tipos de trabajo: por un lado, como en el ejemplo anterior, el que requiere contracciones puntuales para flexionar el tronco (los abdominales tradicionales); y, por otro lado, el que requiere conexión abdominal para el mantenimiento de una postura. Este último esfuerzo está presente en todos los ejercicios, incluso en los que también incluyen contracciones.

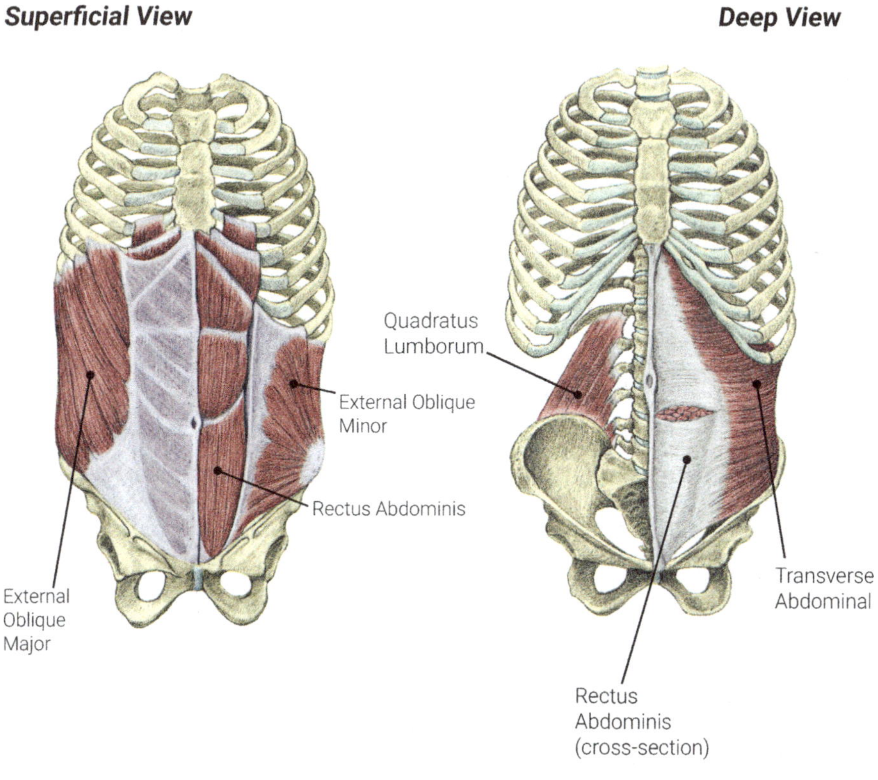

Superficial View

Deep View

Quadratus Lumborum

External Oblique Minor

Rectus Abdominis

External Oblique Major

Transverse Abdominal

Rectus Abdominis (cross-section)

La cabeza ha de moverse en consonancia con la acción que se está realizando y la mirada ha de acompañar a ese movimiento. Si uno de estos dos factores no se corresponde con esa acción, se estará sobrecargando la musculatura del cuello y la parte alta de la espalda, e incluso se puede provocar una lesión seria, como es el caso de una hernia cervical. Por este motivo, se han de realizar gestos globales y armoniosos, y la estructura cuello-cabeza es de suma importancia para conseguir este objetivo.

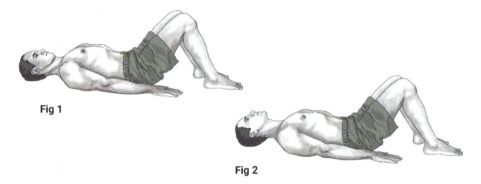

Fig 1

Fig 2

Beneficios de la articulación craneovertebral

- Aumenta el flujo y la distribución de la energía.

- Facilita el movimiento global.

- Elimina el estrés cervical.

- Posibilita una mayor rapidez en la progresión de los ejercicios.

- Incrementa la eficacia en el gasto de energía durante la ejecución de los ejercicios.

- Aumenta el éxito en la realización de los movimientos.

Claves para asimilar el principio de articulación craneovertebral

1. Cuando estés tumbado boca arriba y quieras levantarte, acerca la barbilla al cuello y lleva la mirada al frente desde el primer instante.
2. La cabeza se mueve tanto como la columna, ni más ni menos.
3. Muévete con la energía del abdomen, no con la del cuello.
4. Imagina que alguien te coge la cabeza y tira de ella, sintiendo cómo se estira el cuello por detrás.
5. La barbilla tiene que estar cerca del cuello, sin provocar el cierre en la garganta.
6. Deshincha el pecho.
7. Haz gestos de afirmación con la cabeza, sin forzar el cuello.

Ejercicios para aprender este principio

- En posición decúbito supino (tumbado sobre la espalda), con los brazos a ambos lados del costado y los hombros lejos de las orejas, realiza elevaciones y descensos de la barbilla articulando exclusivamente la última vértebra en contacto con el cráneo. El resto de vértebras tienen que mantenerse inmóviles. (ver figuras 1 y 2).

- En posición sentado, crece como si quisieras tocar el techo con la fontanela (parte alta del cráneo). Sin perder esa elongación, realiza flexiones anteriores y posteriores, laterales a derecha e izquierda y, después, círculos uniendo todos los movimientos anteriores. (ver figuras 3, 4, 5 y 6).

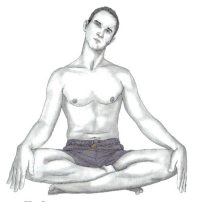

Fig 3

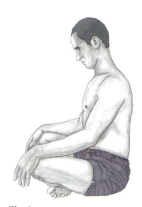

Fig 4

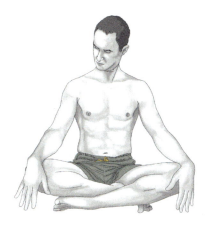

Fig 5

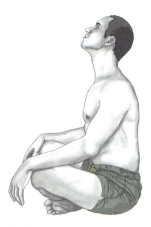

Fig 6

Estabilización escapular

Los esfuerzos realizados con la cara, el cuello y los hombros aumentan la tensión en la cintura escapular, el cuello y la región occipital. Dentro del trabajo de estabilización escapular se ha de prestar atención a los hombros, la cabeza, las escápulas, las clavículas y el tórax.

Este principio busca una correcta colocación de los hombros, que no han de estar ni elevados ni deprimidos, sino lejos de las orejas y atrasados, pero en actitud de reposo. Sacar pecho, llevando los hombros hacia atrás, es un error que produce tensión en la musculatura posterior del cuello y en los dorsales mediales.

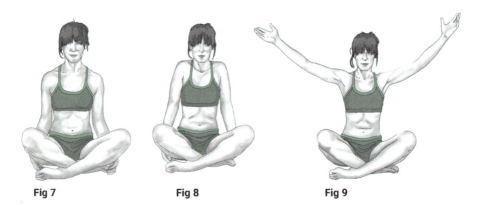

Fig 7   Fig 8   Fig 9

⎯ Beneficios de la estabilización escapular ⎯

- Mejora el intercambio de oxígeno y facilita la respiración.
- Mejora la estimulación nerviosa defectuosa de los músculos de los hombros y de la zona del tórax (manguito de rotadores, vértebras torácicas, articulaciones costovertebrales y músculos intercostales).
- Mejora la transferencia de fuerzas desde los hombros a la cabeza y desde los hombros hacia los pies.
- Mejora la capacidad de equilibrio.
- Mayor economía de energía.

⎯ Claves para asimilar el principio de estabilización articular ⎯

1. Aleja los hombros de las orejas y atrásalos, buscando que estos toquen el suelo.
2. Lleva las escápulas hacia los bolsillos traseros del pantalón.
3. Deshincha el pecho.
4. Siente activa la musculatura de la espalda.
5. Busca el acercamiento de las escápulas por detrás y luego relaja la musculatura que lo hace posible.

Ejercicios para aprender este principio

- En posición de sedestación, realiza elevación y descenso de los hombros para, luego, encontrar un término medio, una posición neutra, con los hombros alejados de las orejas. (figuras 7 y 8)

- En posición sentado, realiza círculos de brazos manteniendo los hombros lejos de las orejas. (figura 9)

- En posición sentado y decúbito supino, realiza elevaciones de hombros hacia el techo para después intentar tocar con ellos el suelo, siempre manteniéndolos lejos de las orejas. (figura 10)

- En posición decúbito supino, realiza elevaciones y descensos de las escápulas, teniendo como referencia la pared. (figura 11)

- En posición decúbito supino, con los brazos en cruz y extendidos, aleja y acerca las manos deslizando los brazos por el suelo. (figura 12)

- En sedestación o bipedestación, abre los brazos en cruz y aleja los hombros de las orejas. Busca estirar los brazos en dirección a las paredes laterales, y la cabeza hacia el techo. (figura 13).

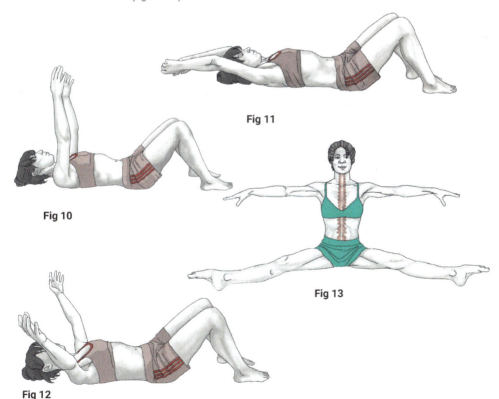

Fig 11

Fig 10

Fig 13

Fig 12

La salud de la parte baja de la espalda (zona lumbar) depende de la estabilización de la pelvis o cadera, y los músculos abdominales transversos y oblicuos son los principales responsables. Si se logra mantenerlos activos se podrán realizar gestos repetidos sin lesionarse.

Para saber si la cadera está colocada en posición neutra hay que conseguir que el triángulo formado por las espinas iliacas anterosuperiores y la sínfisis púbica, o parte delantera e inferior de la cadera, quede paralelo al suelo si se está tumbado, y perpendicular si se está sentado o de pie. La mejor manera para comprobar esta neutralidad es colocar las manos sobre las estructuras implicadas y ver como están.

Al colocar la cadera neutra, lo normal es que aparezca un hueco entre la zona lumbar y el suelo. Hay que respetar esta curva lumbar estructural. Cada persona tiene una curva estructural y tendrá que aprender a realizar los ejercicios con ella; con el tiempo y la automatización, también la transferirá a las acciones del día a día.

Beneficios de la estabilización pélvica

- Liberación del estrés de la zona lumbar durante los ejercicios en los que se repite la flexoextensión del tronco.

- Correcta absorción del peso de la fuerza de la gravedad sobre la curva lumbar.

- Mejora la disociación en los ejercicios de articulación de piernas y columna.

- Tonificación mantenida de la musculatura más profunda e inferior del abdomen (transversos abdominales).

- Correcta distribución de energía entre la musculatura oblicua abdominal, el recto mayor del abdomen y los transversos abdominales.

Claves para asimilar el principio de estabilización pélvica

1. Retén las ganas de orinar, sube un ascensor desde el suelo pélvico (piso cero) hacia arriba y déjalo parado dos dedos por debajo del ombligo (segundo piso).

2. Cierra una cremallera desde el suelo pélvico hasta la boca del estómago.

3. Cuando estés en posición tumbado, deja que la cadera (sacro) descanse contra el suelo y respeta la curva lumbar que esta posición produce.

4. Deshincha el pecho para eliminar la tensión en la parte media y alta de la espalda.

Principios del método Pilates

La importancia de estabilizar

Las estabilizaciones dan sentido al método, son la diferencia entre un ejercicio bien hecho y uno mediocre. Este detalle convierte el trabajo realizado en beneficioso para la salud y la forma física, o en un pasatiempo que, a lo mejor, podría ser el causante de una lesión o del abandono por aburrimiento.

No estabilizar la cadera durante cualquier ejercicio, como, por ejemplo, bailar durante horas en una fiesta, genera dolor en la zona lumbar. Esto es porque la musculatura lumbar ha sido sometida a una gran cantidad de estrés. Si en esta misma situación se activa voluntariamente la musculatura abdominal, el trabajo se reparte y el dolor disminuye, e incluso no aparece.

Con los hombros ocurre algo parecido porque hay muchas situaciones que provocan malas posturas, como el frío, la timidez, el enfado, el trabajo ante un ordenador, subir pesos, etc. Lo habitual ante estas situaciones es elevar los hombros y llevarlos hacia delante, sometiendo a los trapecios y los músculos del cuello a una tensión constante que producirá una sobrecarga y, posiblemente, contracturas musculares. Alejar los hombros de las orejas y adoptar una postura «elegante» evita esa sobrecarga.

El entrenamiento, las repeticiones, pensar en los ejercicios mientras se hacen, modificar las posiciones que nos están sobrecargando, ser conscientes de los malos hábitos posturales y cambiarlos, adoptando poco a poco los que se van aprendiendo, son las claves para un cuerpo sano y atractivo.

La mayor parte de los ejercicios del método pilates se hacen en el suelo, tumbados, en continua lucha contra la fuerza de la gravedad. Desde esta posición se mueven los brazos, el tronco y las piernas, siempre hacia arriba. Este esfuerzo extra ha de ser necesariamente soportado por un gran grupo de músculos, los abdominales, para que la espalda no sufra en el intento.

Someterse a estas pruebas y superarlas con éxito requiere su tiempo de entrenamiento. Esta es una de las razones que explican que el método se divida en niveles de dificultad, que no han de confundirse con niveles de intensidad. La intensidad se puede conseguir con cualquier ejercicio propuesto en este libro desde el principio: sin embargo, superar la dificultad solo se logra con entrenamiento continuo y con progresiones de nivel: solo se llega con éxito a un ejercicio difícil habiendo superado con éxito uno fácil.

Entendemos por éxito la obtención de un beneficio para la salud y el aumento de la forma física y de la propiocepción de gestos deportivos avanzados. En el caso que nos ocupa, el principio de estabilización pélvica, el éxito es el aumento de la fuerza abdominal para su acción como soporte de la zona lumbar.

Ejercicios para aprender este principio

- Anteversión, retroversión de cadera y neutro en posición sentado, tumbado y de pie. La posición neutra es la correcta, pero pasarse en los dos extremos ayuda a ser más consciente de los extremos a los que no hay que recurrir como hábito postural. (figuras 14 y 15)

- «Lomo de gato» y «silla de montar». En posición de cuadrupedia, realiza un redondeo o flexión de columna y un arqueo o extensión de columna, prestando más atención a la articulación de la cadera que a la de la parte alta de la espalda.(figuras 16 y 17)

- Desde la posición en bipedestación, realiza anteversión y retroversión de la cadera buscando después de cada repetición la propia cadera neutra. (figuras 18 y 19)

- Desde la posición en bipedestación, realiza flexiones laterales de cadera buscando después de cada repetición la propia cadera neutra. (figuras 20 y 21)

- Desde la posición decúbito supino, flexiona una rodilla, ábrela hacia el suelo y termina deslizando la pierna, siguiendo el dibujo de la otra, hasta que se extienda por completo. (figuras 22, 23 y 24).

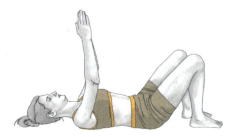

Fig 14

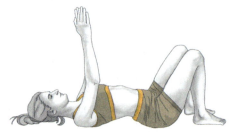

Fig 15

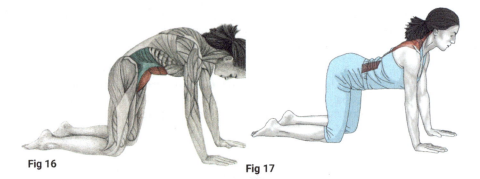

Fig 16

Fig 17

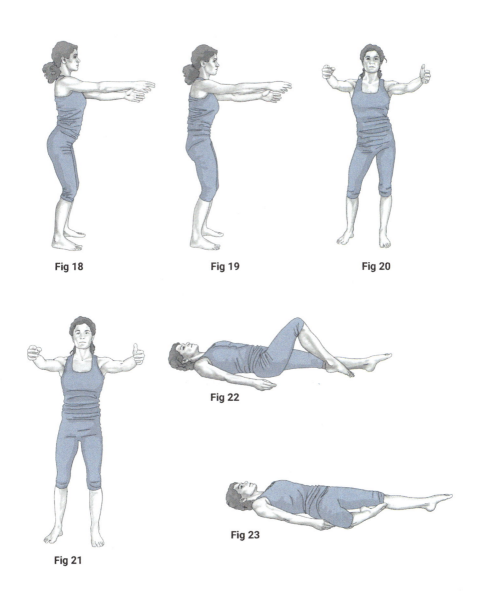

Fig 18

Fig 19

Fig 20

Fig 22

Fig 21

Fig 23

Fig 24

Elongar la columna es sentir que la espalda, desde la base del cráneo hasta la zona sacra, se estira, crece y las vértebras se separan una de otra, haciendo posible que los discos intervertebrales se esponjen y se nutran.

Por otro lado, articular la columna es movilizar, una a una, las vértebras que sean necesarias para poder ejecutar con seguridad y eficacia los ejercicios. La articulación de la columna sin elongación axial puede producir cizallamiento vertebral y, como consecuencia, lesión en los cuerpos vertebrales, los discos, el sistema circulatorio y el sistema nervioso. En función de los ejercicios y, por extensión, las actividades a las que nos vemos sometidos en el día a día, tenemos que realizar distintos movimientos con la columna. Por este motivo, es muy importante ser consciente de la localización y dirección de estos movimientos.

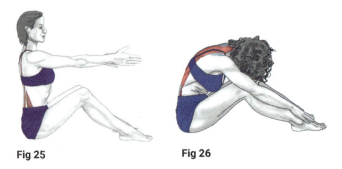

Fig 25   Fig 26

Beneficios de la estabilización pélvica

- Ayuda en el movimiento segmentario e impide las fuerzas compresivas y de ciza-llamiento de la columna.

- Mayor propiocepción en la disociación de los movimientos de las extremidades.

- Aumento en la movilidad de la columna.

- Reeducación funcional en todas las posiciones. Aprendemos a movernos y colo-carnos, de manera que ningún gesto repetido o puntual pueda suponer la causa de una lesión.

Claves para asimilar el principio de estabilización pélvica

1. Alarga la columna hasta llegar a sentir «aire» entre vértebra y vértebra.

2. Alarga la columna como si quisieras tocar con la fontanela (zona superior del cráneo) el techo o las paredes, dependiendo de si estás tumbado, de pie o sentado.

3. Busca una postura elegante, sin cifosis o «chepa», con los hombros lejos de las orejas y manteniendo la conexión abdominal.

4. En posición decúbito supino, deja que la cadera descanse contra el suelo, permitiendo que aparezca un hueco entre la zona lumbar y el suelo.

Ejercicios para aprender este principio

- Desde sentado, con las piernas tan abiertas como el ancho de la cadera y una suave flexión de rodillas, realiza flexiones de tronco deslizando las manos por las tibias hacia los pies, soltando el aire. Cogiendo aire, vuelve a la posición de sentado, extendiendo la columna, vértebra a vértebra, como si tu objetivo fuera tocar con la fontanela el techo. (figuras 25 y 26)

- En posición de bipedestación con los brazos en cruz, realiza flexiones laterales del tronco sin movimiento en la cadera ni en las piernas. (figura 27)

- En posición de bipedestación y con una suave flexión de rodillas para evitar el bloqueo, realiza flexiones y extensiones del tronco, vértebra a vértebra, como si tu objetivo fuera tocar con la fontanela el techo. (figuras 28 y 29)

- En posición decúbito supino, busca tocar con la fontanela la pared de atrás. (figura 30)

- Reproduce el ejercicio abdominal de nivel 1 denominado «Preparación abdominal». (figuras 31 y 32)

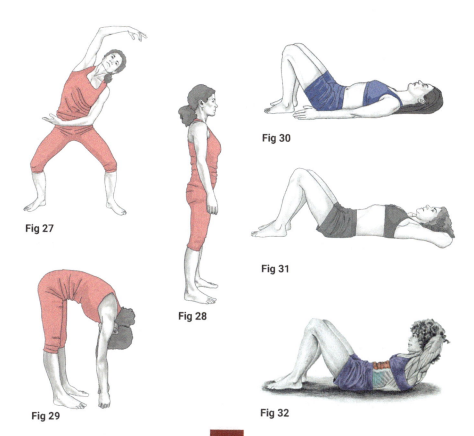

Fig 27

Fig 28

Fig 29

Fig 30

Fig 31

Fig 32

Alinear los brazos, las piernas y la cabeza requiere un esfuerzo interno y sutil, pues con el tiempo se van adquiriendo hábitos negativos que hacen perder esta alineación, como, por ejemplo, mantener la cabeza ladeada hacia un lado, pisar con la parte externa del pie (pisada supinadora), andar con los pies hacia fuera, etc. También es difícil equilibrar muscularmente ambos lados del cuerpo porque estamos acostumbrados a realizar distintas tareas con cada una de las manos, a sortear obstáculos siempre con la misma pierna, etc. Estos desequilibrios en la alineación provocan un corte en el flujo de energía e impiden el correcto uso de la fuerza por todo el cuerpo o, al menos, por los segmentos corporales implicados en el ejercicio.

Si al trabajar con el método pilates se intentan alinear los segmentos corporales y la fuerza de las dos mitades del cuerpo, se habrá logrado mejorar el equilibrio estructural y muscular. El método no admite otro tipo de trabajo, pues busca que las dos secciones corporales trabajen con la misma intensidad. Esto solo es posible si el practicante se lo propone de manera consciente, aunque, con el tiempo, estos gestos equilibrados se automatizan y apenas cuestan esfuerzo.

No debe desestimarse la importancia de realizar una valoración postural tanto propia como de los alumnos, siempre que sea posible, al inicio de un programa de entrenamiento. Así se tendrá toda la información necesaria sobre posibles desequilibrios y desalineaciones para diseñar un programa de ejercicio más adecuado.

Beneficios de la estabilización pélvica

- Correcta transferencia de energía en las cadenas de fuerza.
- Disminución de las lesiones por sobrecarga unilateral.
- Mejora de los patrones posturales correctos.
- Economía de esfuerzo en el movimiento.

Claves para asimilar el principio de estabilización pélvica

1. Coloca y mantén los dos lados de la cadera y los hombros a la misma altura.
2. Piensa en tu lado menos fuerte, que deberá trabajar tanto como el otro.
3. Imagina visualmente ambas mitades del cuerpo mientras realizas los ejercicios.
4. Reparte la energía por todo el cuerpo, no dejes ninguna parte relajada o caída.
5. Los hábitos unilaterales son perjudiciales, evítalos.

Ejercicios para aprender este principio

- Sentadilla para trabajar el equilibrio del tren inferior: desde la posición de pie, realiza flexoextensiones de las rodillas como si quisieras sentarte en una silla bajita y alejada, llevando el peso hacia atrás para que las rodillas no adelanten a los pies al flexionarse. (figuras 33 y 34)

- Media rueda con banda elástica para trabajar el equilibrio de todo el cuerpo: desde la posición sentado, con las piernas tan abiertas como el ancho de la cadera y una ligera flexión en las rodillas, articula la cadera y la zona lumbar, redondeándolas, y vuelve a la posición neutra invirtiendo el proceso. (figura 35)

- Bíceps en media rueda con banda elástica para trabajar el equilibrio del tren superior: realiza una media rueda y mantén esta posición mientras haces flexoextensiones de los codos luchando contra la resistencia de la goma. (figura 36)

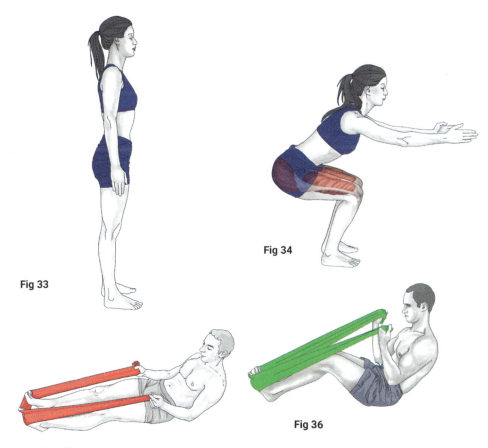

Fig 34

Fig 33

Fig 36

Fig 35

La respiración es tan importante para la correcta ejecución de los ejercicios como cualquier otro principio de los que estamos tratando en este capítulo, aunque es cierto que a veces se le achaca un mayor responsabilidad, pues es la parte más conocida del método.

Respirar correctamente mientras se realizan los ejercicios es importante porque, en muchos casos, la respiración facilita la ejecución y le da orden. Sin embargo, también ocurre que, por cumplir el patrón respiratorio, se acaban descuidando otros principios también importantes. Si por tratar de respirar correctamente no se está haciendo bien el ejercicio, es mejor pasar a respirar como se pueda hasta que se aprenda bien. Cuando ya se dominen los movimientos se aplicará la respiración, y en ese momento el mismo practicante se dará cuenta de que todo fluye mejor y con más orden.

La respiración que se hace en pilates es totalmente consciente, ya que no es posible respirar de esta manera involuntariamente (los músculos que la hacen posible son dinámicos y se agotarían si tuvieran que estar trabajando todo el día). Esta forma consciente de respirar tonifica los músculos intercostales, los serratos, el diafragma en su movimiento paralelo al suelo (apertura y cierre de costillas) y los abdominales.

Beneficios de la estabilización pélvica

- Otorga orden a los movimientos.
- Ayuda en la estabilización escapular.
- Mejora la articulación de la columna.
- Durante la expulsión ayuda en la conexión abdominal.
- Aumenta la concentración en los ejercicios.

Claves para asimilar el principio de estabilización pélvica

1. Suelta el aire de manera que puedas mover la llamita de una vela sin apagarla.
2. Mantén el abdomen y el pecho inmóviles mientras respiras.
3. Coge el aire suavemente, sin elevar los hombros a las orejas.
4. Coge el aire necesario para la actividad que estás realizando, ni más ni menos.
5. Como norma general, el aire se suelta en la fase de esfuerzo.

¿Cómo se respira?

Expandiendo las costillas lateralmente al coger el aire, y cerrándolas al expulsarlo. La mejor manera de sentirlo es colocarse las manos a ambos lados de las costillas y ver cómo se mueven. El abdomen y el pecho no han de moverse mientras se respira, por lo que el aire utilizado no ha de ser mucho. Se respira así para poder mantener, mientras se hacen los ejercicios, una correcta estabilización escapular, el cierre de las costillas, la conexión abdominal y la cadera neutra.

La respiración superior, la que eleva el tórax, produce sobrecarga en la parte alta de la espalda, y la respiración abdominal produce laxitud postural en los músculos abdominales. Esto no significa que haya que dejar de hacerlas; al contrario, son necesarias, en función de la actividad que se esté realizando.

Un tipo de respiración para cada actividad

No se puede respirar de la forma que aquí proponemos si se está corriendo, ya que en estas condiciones el organismo demanda mucho más oxígeno del que se le puede dar solo con el movimiento lateral de las costillas; en este caso, también hay que que expandir la caja torácica hacia arriba. Tampoco se puede respirar así cuando se duerme (precisamente en esta situación es el abdomen la parte del cuerpo que más se mueve), ni, lógicamente, cuando se realizan actividades deportivas con su propio patrón respiratorio. Por lo tanto, la respiración de pilates es para los momentos en los que se realizan los ejercicios del método.

Hay que tener en cuenta que el diafragma, el músculo plano que divide el cuerpo en dos por debajo de las costillas, está diseñado para moverse hacia los lados, pero también hacia arriba y hacia abajo, que es un movimiento que no se ejecuta en la respiración de pilates. Si conscientemente se anula cualquiera de sus movimientos naturales, dejará de realizar la función de «estrujador y movilizador de órganos», y sin esta función se podría provocar un colapso, por ejemplo, en el estómago.

Ejercicios para aprender este principio

- Con las manos a ambos lados de las costillas, coge aire expandiéndolas hacia los lados y busca que se junten hacia la boca del estómago al soltar el aire. (figura 37)

- Desde tumbado, respira sin que se note que lo estás haciendo, pero que no te falte el aire.(figura 38)

- Desde sentado, con las piernas abiertas tanto como el ancho de la cadera, y las rodillas semiflexionadas, echa el tronco hacia delante, relaja los brazos sobre las piernas y respira llevando el aire hacia la espalda. (figura 39)

- Realiza el ejercicio abdominal de nivel 1 denominado «cien». (figura 40)

- Respira con el tórax manteniendo el abdomen inmóvil. (figura 41)

- Respira hinchando el abdomen y manteniendo el tórax inmóvil. (figura 42)

- En posición de bipedestación, realiza elevación y descenso de los brazos, cruzándolos por delante y por detrás. (figuras 43 y 44)

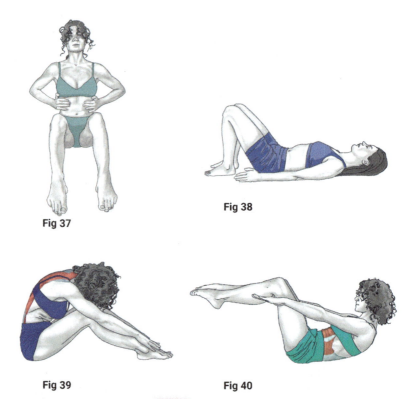

Fig 37

Fig 38

Fig 39

Fig 40

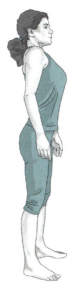

Fig 41

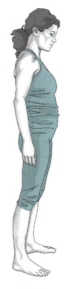

Fig 42

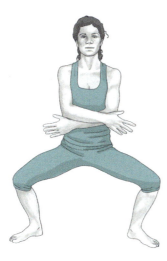

Fig 43

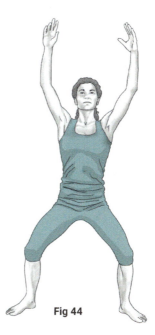

Fig 44

La integración consiste en la realización de los ejercicios que forman parte del método con eficacia, fluidez y economía de esfuerzo. Una vez conseguido esto, el aprendizaje se transmite a las acciones del día a día, y se evitan las lesiones por gestos repetidos o reacciones inesperadas. Un movimiento bien organizado no ha de transmitir sensación de sobrecarga y sí de eficacia. La tensión en la zona estabilizada disminuye y «sentimos» el movimiento más libre, ligero, con más aire.

Todo aprendizaje se consigue con entrenamiento, repitiendo una acción para que esta acabe siendo conocida y fácilmente repetida. En función de los hábitos deportivos que se hayan adquirido durante la vida, este proceso será más o menos arduo y prolongado en el tiempo. Por otra parte, aunque la automatización del movimiento deja «huella», y esta puede llegar a ser permanente, la eficacia y la economía de esfuerzo se pierden con la inactividad a lo largo del tiempo.

Consejo: Un ejercicio difícil, ejecutado de cualquier manera, no producirá ningún beneficio; es más, muy posiblemente sea la causa de una lesión. No debe olvidarse nunca que es más importante el camino que lleva al ejercicio que el ejercicio en sí.

¿Qué buscamos al integrar?

Nuestro interés es conseguir que los patrones de movimiento aprendidos durante la ejecución de los ejercicios del método puedan transferirse a las acciones del día a día. La ejecución de los ejercicios de pilates son un aprendizaje continuo, y hay que entender que no solo se practican con el objetivo de realizar ejercicio y mantenerse en forma, ya que, si fuera así, estaríamos dejando de lado la filosofía del método. La transferencia es uno de los aspectos más importantes, y de ahí que en este libro el apartado «Beneficios y transferencias del ejercicio» se encuentre presente en la mayoría de sus páginas.

Levantar una maceta grande, subir escaleras, estar ocho horas frente a una mesa de trabajo, hacer las tareas domésticas o tener a un bebé en brazos son acciones que requieren una gran fortaleza de la musculatura superficial y profunda, resistencia muscular y, sobre todo, buena postura. Los ejercicios del método no reproducen estas acciones como tales, pero sí que trabajan los aspectos necesarios para que, llegado el momento, se lleven a cabo con fortaleza, comodidad y seguridad, tres conceptos que se traducen en uno solo: salud.

Sobre las cadenas cinéticas

Las cadenas cinéticas cerradas, las que tienen apoyo tanto en las manos como en los pies, requieren menos control del movimiento porque el grado de libertad con que se cuenta para moverse es menor. En estos casos, los reflejos posturales se «disparan» y es más fácil aprender o entrenar nuevos patrones de movimiento.

Por lo tanto, sería interesante empezar con ejercicios de cadena cerrada para pasar, una vez aprendidos, a un plano más abierto, es decir, a una cadena cinética abierta o semiabierta. Un ejemplo claro de este planteamiento puede ser el redondeo de la espalda o la flexión de la columna: de pie es complicado de asimilar, pero en posición de cuadrupedia, con las manos y las rodillas apoyadas en el suelo, se entiende mejor.

El proceso de adquisición de habilidades motoras pasa por cuatro estadios

1. Subconsciente incapaz, en el que no se sabe lo que no se sabe, lo que se ha enseñado.

2. Consciente incapaz, en el que se sabe y se es consciente de lo que no se sabe.

3. Consciente capaz, en el que se sabe que se puede y que se controla con el esfuerzo.

4. Subconsciente capaz; en el que ya se ha integrado toda esa «sabiduría», la cual pasa a formar parte de nuestro proceder.

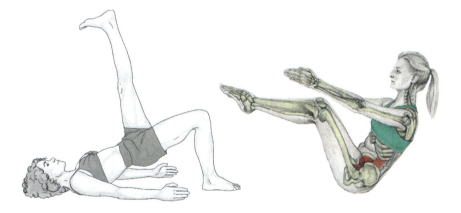

Claves para asimilar el principio de integración

- Control del movimiento de la pelvis en todos los planos.
- Recrea imágenes de movimiento tales como «ligero», «elegante», «abierto»,...
- Analíticamente, todas las utilizadas anteriormente.

Ejercicios para aprender este principio

Reproduce el ejercicio MIXTO, de Nivel 2, «La Sirena». Fig. 45

Reproduce el ejercicio de TREN INFERIOR, de Nivel 2, «El puente, Variante 1». Fig. 46

Reproduce el ejercicio ABDOMINAL, de Nivel 2, «Teaser, Variante 2». Fig. 47

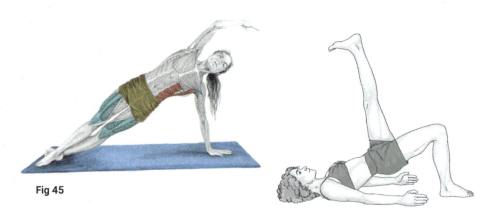

Fig 45

Fig 46

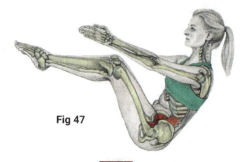

Fig 47

05.pt/48.mp4

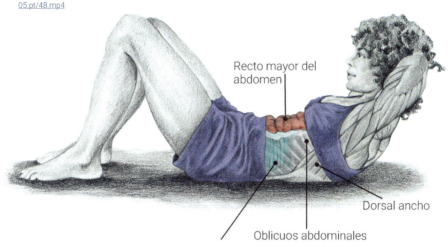

Recto mayor del abdomen

Dorsal ancho

Oblicuos abdominales

Transverso abdominal

 Beneficios y transferencias del ejercicio

- Soporte muscular ante el estrés mecánico al que se ve sometida la zona lumbar en el día a día.

- Lo mismo en relación con la zona media de la espalda, gracias al cierre de las costillas.

- Correcta transferencia de fuerza desde la cadera hacia el tren superior y el tren inferior.

- Apoyo muscular y energético ante movimientos que, hasta ahora, parecían depender solamente de ciertas partes del cuerpo. Por ejemplo, si tienes que levantar una caja, el abdomen es una gran ayuda para los brazos y la espalda.

- Aprender la correcta ejecución del ejercicio más común en las salas de entrenamiento.

Claves para realizar bien este ejercicio

- La mirada al frente, únicamente se mira al techo cuando se está tumbado.
- Mantén el cuello elongado, en prolongación de la columna, y evita que la cabeza se adelante.
- Mantén un apoyo firme sobre el sacro y la zona lumbar.
- Siente y provoca que el punto de sostén sea el abdomen.
- Mantén la elevación del tronco en todo momento, inmóvil. Si no puedes, quizá tengas que trabajar todavía esta musculatura con otros ejercicios antes de iniciarte con este.
- Respiración: Inhala en la posición de preparación, e xhala en posición 2, inhala en posición 3, exhala en la posición 4, inhala en la posición 5 y desciende exhalando.

¿Cómo se hace?

1. Desde tumbado, con las manos tras la nuca, las rodillas flexionadas y los pies apoyados en el suelo.

2. Realiza elevaciones y descensos del tronco, manteniendo la cadera neutra y los codos más abiertos que cerrados.

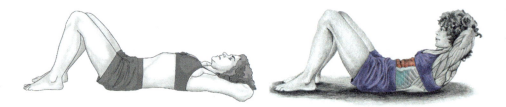

 Notas: Pueden hacerse un sinfín de variantes incluyendo las que afectan al patrón de movimiento original, como, por ejemplo, abdominales oblicuos, mantener el tronco elevado mientras se realiza una coreografía con los brazos, combinar con movimientos de las piernas, etc. En los ejercicios abdominales, los codos han de mantenerse más abiertos que cerrados para evitar que el dorsal ancho realice parte del trabajo de flexión del tronco.

Variantes: 1. Con pelota de foam entre rodillas

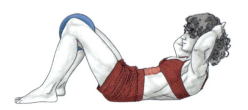

Presionar una pelota entre las piernas implica el trabajo de los aductores, una variante que le suma beneficios al ejercicio abdominal. Practícalo siempre que ya domines el principio de cadera neutra.

Adaptaciones

Si duele el cuello, se pueden hacer los abdominales a media altura utilizando un arco como soporte para la espalda (véase el ejercicio 3 del capítulo 3, «Ejercicios adaptados»).

Puedes colocar una banda elástica bajo el cuerpo, en toda su extensión, y utilizarla como soporte para la cabeza y el cuello. Esta adaptación facilita la ejecución del ejercicio (véase el ejercicio 1 del capítulo 3, «Ejercicios adaptados»).

Error de ejecución: Hipercifosis dorsal. Provocar un aumento de la redondez dorsal sobrecarga la parte alta de la espalda y en ocasiones puede llegar a producir dolor en el pecho. Es mejor elevar menos el tronco y sacar toda la energía del abdomen, solo del abdomen.

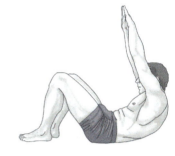

Error de ejecución: Hiperlordosis lumbar. Ocurre cuando el transverso abdominal se desconecta y entra en funcionamiento la musculatura lumbar. La solución está en conectar por delante y relajar por detrás. Aplica el principio de cadera neutra.

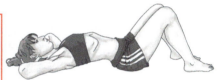

 Músculos implicados:

Musculatura dinámica: El recto mayor del abdomen es flexor de la columna y, por tanto, principal responsable de la elevación del tronco en los ejercicios abdominales. Los oblicuos abdominales ayudan al recto mayor a realizar su trabajo y son los responsables del cierre de las costillas.

Musculatura estabilizadora: El transverso abdominal estabiliza la cadera, evitando así la sobrecarga en la zona lumbar. Las fibras inferiores del trapecio estabilizan las escápulas.

Otros: La musculatura de la cadera, tanto los rotadores internos como los externos, mantienen las piernas paralelas y alineadas. Principal estiramiento: Erectores de la columna.

Variantes: 2. Con brazos arriba

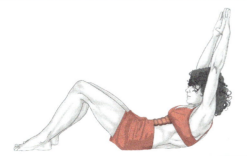

Mucho más intenso que el ejercicio original. Recuerda que los hombros han de estar alejados de las orejas aunque los brazos estén en su misma línea.

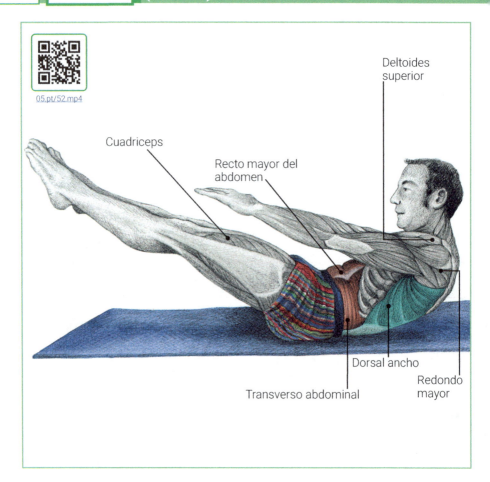

05.pt/52.mp4

Deltoides superior

Cuadriceps

Recto mayor del abdomen

Dorsal ancho

Redondo mayor

Transverso abdominal

 Beneficios y transferencias del ejercicio

- Aumenta la eficacia de la ventilación pulmonar.
- Mejora el rendimiento en actividades aeróbicas.
- Aumento del intercambio de oxígeno celular.
- Fortalecimiento de la musculatura respiratoria.

- La mirada al frente.
- Mantén el tronco inmóvil mientras se mueven los brazos.
- Acopla el movimiento de los brazos al de la respiración y no al contrario.
- Respiración: Manteniendo la posición flexionada de la columna, inhala y exhala de cinco en cinco veces. También se pueden hacer las respiraciones de manera continua en lugar de en stacatto o cortadas.

¿Cómo se hace?

1. Flexiona el tronco hasta conseguir una buena elevación, dibujando una C con la columna, y mantén esta posición.

2. Los brazos se extienden al frente, al igual que las piernas, más o menos altas, dependiendo de la fortaleza del abdomen. Las piernas se pueden colocar tan bajas como se quiera si se consigue mantener estable la espalda, sin que aparezca un hueco entre la zona lumbar y el suelo; si no se es capaz de cumplir este requisito, habrá que elevar las piernas hacia el techo.

3. El ejercicio consiste en respirar cien veces, con el siguiente orden: tras conseguir la colocación, se inhala solo una vez e inmediatamente se exhala cinco veces; a continuación se inhala otras cinco veces y se exhala de nuevo cinco veces..., y así hasta contar cien en total. Los brazos se suben y se bajan acompañando cada respiración.

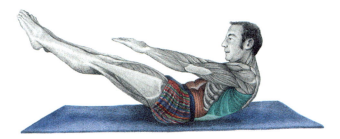

Variantes: 1. Cien sentado

Sentado con las piernas cruzadas y la columna elongada, realizar las cien respiraciones moviendo únicamente los brazos.

En este ejercicio se trabajan el deltoides superior, el redondo mayor y los músculos intercostales, principalmente.

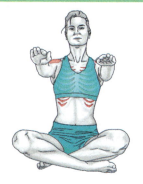

Cuando no hay suficiente fuerza en el abdomen para mantener la flexión del tronco se puede colocar un arco para apoyar la espalda (véase el ejercicio 3 del capítulo 3, «Ejercicios adaptados»).

Al ser un ejercicio ventilatorio se puede eliminar el trabajo abdominal realizándolo sentado (véase la variante 1 de este mismo ejercicio).

 Músculos implicados:

Musculatura dinámica: El deltoides superior, el dorsal ancho y el redondo mayor actúan moviendo los brazos. Al tratarse de un ejercicio con objetivo ventilatorio, no tiene apenas movimiento del resto del cuerpo.

Musculatura estabilizadora: Los músculos que mantienen el cuerpo en la posición inmóvil de trabajo son el recto abdominal, los oblicuos abdominales, el transverso abdominal, los cuádriceps y el psoas. También las fibras inferiores del trapecio, que estabilizan las escápulas.

Otros: La musculatura intercostal, responsable del movimiento de las costillas durante la respiración lateral, trabaja duramente; sin embargo, al ser un ejercicio de corta duración y poco movimiento, no es apenas perceptible desde el punto de vista físico. Principal estiramiento: Erectores de la columna.

 Error de ejecución: Curvatura en la zona lumbar Dejar que la espalda se curve en la zona lumbar por debilidad del abdomen. Si esto ocurre, hay que detectarlo y corregir la postura del ejercicio elevando más las piernas para que esta zona vuelva a contactar con el suelo. Al elevar las piernas, el abdomen se ve sometido a un menor esfuerzo.

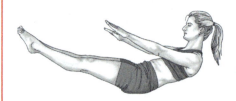

 Notas: Se puede variar el ritmo respiratorio y, en lugar de realizar las inhalaciones-exhalaciones en bloques de cinco repeticiones, hacerlo durante cinco segundos de forma continua. La musculatura implicada trabaja de manera diferente y la transferencia al deporte se orienta más hacia actividades de resistencia como la carrera de fondo, en la que las respiraciones son más largas que en la carrera de distancias cortas.

2. Cien con flexo-extensión de rodillas

Colócate en la posición original del cien, pero con las rodillas flexionadas. Realiza flexoextensiones de las rodillas cada bloque de cinco exhalaciones-inhalaciones, sin mover los brazos.

En este ejercicio se trabajan el recto abdominal, el transverso abdominal y los cuádriceps.

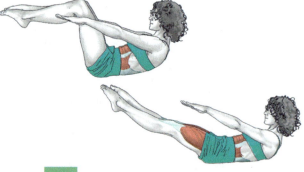

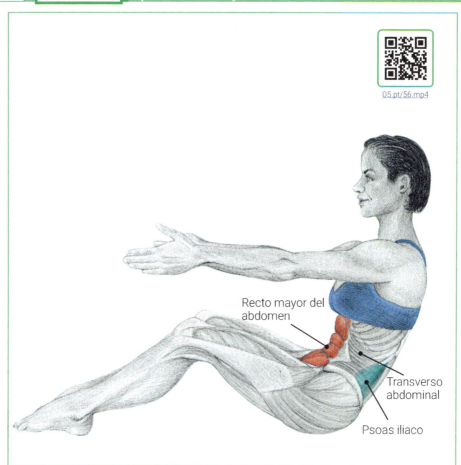

05.pt/56.mp4

Recto mayor del abdomen

Transverso abdominal

Psoas iliaco

 Beneficios y transferencias del ejercicio

- Soporte muscular ante el estrés mecánico al que se ve sometida la zona lumbar en el día a día.

- Lo mismo, en relación con la zona media de la espalda, gracias al cierre de las costillas.

- Correcta transferencia de fuerza desde la cadera hacia el tren superior y el tren inferior.

- Apoyo muscular y energético ante movimientos que, hasta ahora, parecían depender solamente de ciertas partes del cuerpo. Por ejemplo, si hay que levantar una caja, el abdomen es una gran ayuda para los brazos y la espalda.

- Mantén la mirada siempre al frente.
- Las costillas han de mantenerse cerradas durante todo el ejercicio, durante las repeticiones y tanto tiempo como dure la serie.
- Evita que los hombros se vayan hacia delante, mantenlos atrasados y alejados de las orejas.
- El primer movimiento es el «redondeo de cadera» o retroversión, en el resto de la columna se mantienen las curvas normales.
- Elegancia en la parte alta del tronco y apertura en la estructura pecho-hombros.
- Mantén las piernas paralelas, tan separadas como la anchura de tu cadera.
- **Respiración:** Exhala durante la elevación e inhala durante el descenso.

──── **¿Cómo se hace?** ────

1. Desde la posición sentado, con los brazos extendidos al frente y las rodillas flexionadas.

2. 2. Realiza un redondeo o extensión de la zona lumbar, con intención de apoyar el sacro en el suelo.

3. 3. Eleva el tronco, deshaciendo la redondez de la cadera, hasta sentarte de nuevo en la posición neutra de cadera y elongada de columna.

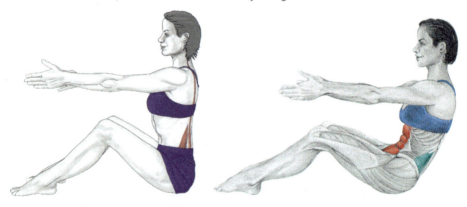

Variantes: 1. Con mayor flexión de rodillas

Se realiza la misma ejecución que en el ejercicio original, pero se incluye un mayor trabajo del transverso abdominal. Situar las rodillas cerca del pecho aumenta la intensidad del ejercicio enormemente, y de ahí que esta variante solo deba practicarse cuando en la media rueda básica se controle totalmente la estabilización escapular y la extensión o redondeo de la zona lumbar.

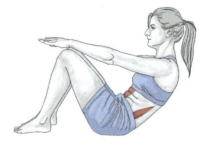

Adaptaciones

Exercises 3 and 4 of Chapter 3, "Adapted Exercises" will help if you cannot keep your trunk at half height without straining your lower back

 Músculos implicados:

Musculatura dinámica: El recto mayor del abdomen y las fibras altas del psoas son los responsables de la flexoextensión de la columna lumbar y la cadera.

Musculatura estabilizadora: El transverso abdominal asume el estrés delantero para no generar sobrecarga en la zona lumbar más baja. Los oblicuos abdominales son los responsables del cierre de las costillas.

Otros: La musculatura profunda de la espalda (transverso espinoso y dorsal largo, principalmente) se ocupa de la elongación de la columna, y la de la cadera mantiene las piernas paralelas y alineadas.

Principal estiramiento: Erectores de la columna.

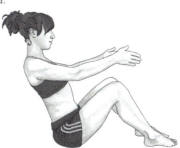

⚠ Error de ejecución: Hiperlordosis lumbar. Consiste en dejar que la espalda se arquee en la zona lumbar por debilidad del abdomen. Si esto ocurre, hay que detectarlo y corregir la postura del ejercicio realizando una mayor retroversión de la cadera, queriendo llevar los isquiones a la pared de enfrente.

⚠ Error de ejecución: Hipercifosis dorsal y pérdida de la neutralidad cervical. Ocurre al llevar los brazos hacia delante, como queriendo agarrarse a algo para mantener la media rueda. Esto hace que se desestabilicen las escápulas y, por ende, el trapecio y la columna dorsal se ven sometidos a un gran estrés.

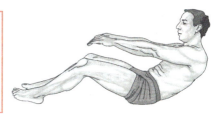

 Notas: Se pueden hacer un sinfín de variantes aplicando pequeños cambios sobre el patrón de movimiento original, como, por ejemplo, medias ruedas oblicuas o, también, mantenimiento de la postura con realización de una coreografía de los brazos. Según la biomecánica de la columna lumbar, un redondeo es una extensión.

Este es un detalle importante porque, al igual que en la columna cervical o cuello, existe un malentendido general. Popularmente se piensa que extender o estirar la cadera es «sacar culo pollo» (dicho de forma coloquial) y que extender o estirar el cuello es levantar la barbilla. Pues bien, en estos casos es al contrario, y extender supone buscar la postura redondeada.

Beneficios y transferencias del ejercicio

- Soporte muscular ante el estrés mecánico al que se ve sometida la zona lumbar y dorsal en el día a día.

- Lo mismo, en relación con la zona media de la espalda, gracias al cierre de las costillas.

- Correcta transferencia de fuerza desde la cadera hacia el tren superior y el tren inferior.

- Apoyo muscular y energético ante movimientos que, hasta ahora, parecían depender solamente de ciertas partes del cuerpo. Por ejemplo, si hay que levantar una caja, el abdomen es una gran ayuda para los brazos y la espalda.

- Aumento de la articulación de la columna y ganancia de flexibilidad articular.

05.pt/58.mp4

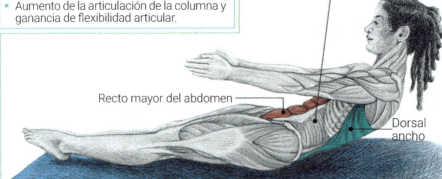

Transverso abdominal

Recto mayor del abdomen

Dorsal ancho

 Notas: Este ejercicio, así como la media rueda, es básico para realizar con eficacia gran parte del repertorio del método pilates. Una correcta articulación de la columna evita sobrecargas en las regiones lumbar y cervical, principales problemas a la hora de ejecutar los ejercicios. Piensa en la idea del collar de perlas, no dejes espacios vertebrales sin articular, esfuérzate en imaginar cómo las vértebras tocan el suelo en orden, y trabaja con el abdomen como punto de sostén para que todo fluya.

 Músculos implicados:

Musculatura dinámica: El recto mayor del abdomen, el dorsal ancho y el transverso abdominal trabajan articulando la columna para que el movimiento sea sostenido y continuo. El psoas realiza una contracción excéntrica durante la bajada, y concéntrica durante la subida.

Musculatura estabilizadora: Los abdominales oblicuos le dan estabilidad al tronco y cierran las costillas. La musculatura de la cadera, tanto por dentro como por fuera, también realiza esta tarea.

Otros: Los estabilizadores de las escápulas (fibras bajas del trapecio, principalmente), mantienen estabilizadas las escápulas, y el tibial anterior trabaja para mantener los pies alineados.

Principal estiramiento: Erectores de la columna.

Claves para realizar bien este ejercicio

- La mirada ha de coincidir con el movimiento de la cabeza, que acompaña al tronco. Solo se mira al techo justo antes de tumbarse.
- Utiliza los brazos como palancas que ayudan a luchar contra la fuerza de la gravedad.
- Contacta con las vértebras en el suelo, como si estas fueran un collar de perlas, una a una. Lo mismo en la subida, separándolas una a una.
- Lo primero que se eleva es la cabeza, llevando la barbilla hacia el cuello y la mirada al frente.
- Respiración: Exhala durante la bajada, inhala en la posición de tumbado, exhala durante la subida y vuelve a inhalar en la posición de sentado.

¿Cómo se hace?

1. Desde sentado, con la cadera neutra, la columna elongada, los brazos extendidos al frente y las piernas tan abiertas como la anchura de la cadera.
2. Articula la zona lumbar hasta que el sacro toque el suelo y sigue articulando hasta llegar a tumbarte, frenando con la fuerza del abdomen para no caer de golpe.
3. La subida es desde la cabeza hasta la cadera, siguiendo el mismo patrón del collar de perlas (véase el siguiente apartado).

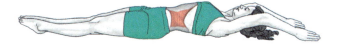

Adaptaciones

Cuando no hay suficiente fuerza en el abdomen, se puede limitar el ejercicio cortando la bajada mediante la colocación de un arco. Así, el rango de movimiento es menor (véase el ejercicio 3 del capítulo 3, «Ejercicios adaptados»).

Con la utilización de una banda elástica se ayuda al abdomen a hacer su trabajo y se elimina tensión en la zona lumbar (véase el ejercicio 4 del capítulo 3, «Ejercicios adaptados»)

 Error de ejecución: Desestabilización pélvica. Cuando existe una descompensación entre la fuerza abdominal del lado derecho del tronco y la del izquierdo, la cadera de desestabiliza. Por tanto, hay que intentar que los dos lados de la cadera tengan el mismo apoyo en el suelo. Evita este error utilizando las adaptaciones que te proponemos para este ejercicio, prestando más atención al lado débil.

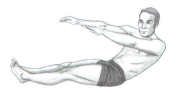

Variantes: 1. *Roll Up* oblicuo

Introduce el giro del tronco durante la bajada, o durante la subida. Este giro no debe implicar movimiento en la cadera. Imagina que tuvieras un «corte» bajo las costillas, un poco por encima del ombligo: es ahí donde se produce el giro, mientras los dos lados de la cadera se mantienen con el mismo apoyo en el suelo.

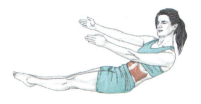

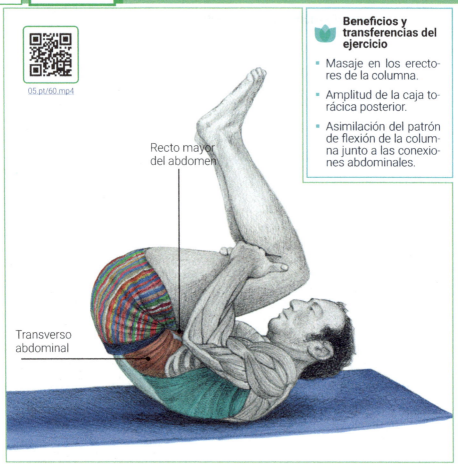

05.pt/60.mp4

Recto mayor del abdomen

Transverso abdominal

Beneficios y transferencias del ejercicio

- Masaje en los erectores de la columna.
- Amplitud de la caja torácica posterior.
- Asimilación del patrón de flexión de la columna junto a las conexiones abdominales.

 Músculos implicados:

Musculatura dinámica: No existe. En este ejercicio la musculatura trabaja en contracción isométrica; por lo tanto, no hay movimiento de segmentos corporales ni articulaciones.

Musculatura estabilizadora: Recto mayor del abdomen, transverso abdominal, dorsal ancho y redondo mayor.

Otros: Los bíceps, tríceps y gemelos trabajan aportando una mayor elegancia al ejercicio y, como consecuencia, una mejor técnica de ejecución.

Principal estiramiento: Erectores de la columna.

 Notas: Mantener la espalda redonda no siempre es posible, pues depende de lo flexible que se tenga la columna en todas sus articulaciones. Si este es el caso, lo mejor es que se realice la adaptación 8 (véase el anexo 1, «Ejercicios adaptados»).

Este ejercicio proporciona un masaje por contacto en los músculos erectores de la columna y, aunque su efecto no es perceptible durante la ejecución, luego se notan los beneficios.

Claves para realizar bien este ejercicio

- Hay que prestar especial atención al principio de estabilización escapular.
- En la fase de elevación, dirigir la mirada al suelo.
- Buscar la sensación de aplastar las manos entre los gemelos y los muslos en todo momento.
- Mantener los ojos abiertos. Debido a los desequilibrios estructurales y musculares se tiende a perder la línea de rodamiento cuando no se centra la mirada a un punto concreto, sobre todo en este caso, en el que se tiene una base tan inestable.
- Respiración: Inhala en la rueda hacia atrás y exhala en la rueda hacia delante (elevación).

¿Cómo se hace?

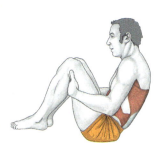

1. Desde la posición de sentado, flexiona las rodillas y agarra las piernas por detrás, sin entrecruzar las manos, con los codos flexionados y los hombros lejos de las orejas.

2. Mantén la espalda redonda en las dos fases del ejercicio, que consiste en rodar sobre la espalda sin que la cabeza toque el suelo en la fase de bajada ni los pies en la fase de elevación. Los talones han de mantenerse pegados a los glúteos en todo momento; lo contrario sería una variante del ejercicio (variante 2).

Adaptaciones

Véase el ejercicio 8 del capítulo 3, «Ejercicios adaptados».

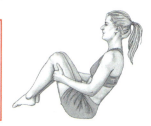

 Error de ejecución: Extensión de la columna en la bajada o la subida. Extender la columna en la fase de bajada provocará un choque incómodo contra el suelo y anula el beneficio del ejercicio. Igualmente, extender la columna al final de la elevación puede generar sobrecarga en la zona lumbar debido a la continua flexión y extensión de la cadera. De ahí que este ejercicio requiera una estabilización total del cuerpo en la flexión de la columna.

Variantes: 1. Con una pelota entre los talones y los glúteos

2. Versión relajada

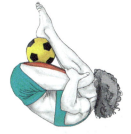

La necesidad de mantener la pelota presionada entre los gemelos y los isquiotibiales obliga a trabajar el abdomen con más intensidad, además de activar la musculatura isquiotibial. Esta variante es útil a la hora de asimilar la idea de los talones pegados al glúteo, que se pierde en el afán de conseguir rodar sobre la espalda.

Consiste en realizar el ejercicio sin la obligatoriedad de mantener los talones pegados al glúteo. Esta variante, al incorporar el impulso de las piernas, disminuye el trabajo abdominal que supone mantener el tronco en flexión continua.

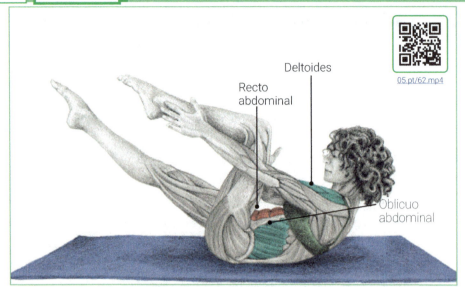

Deltoides

Recto abdominal

Oblicuo abdominal

05.pt/62.mp4

Músculos implicados: Musculatura dinámica: El recto mayor del abdomen es flexor de la columna y, por tanto, el principal responsable de la elevación del tronco en los ejercicios abdominales. Los oblicuos abdominales ayudan al recto mayor a realizar su trabajo y, en este ejercicio, trabaja mucho más el de la pierna flexionada.

Musculatura estabilizadora: Las fibras inferiores del trapecio trabajan estabilizando las escápulas. Este trabajo no parece importante a simple vista, pero, de no existir, se generaría una gran cifosis dorsal (véase el error de ejecución).

Otros: La musculatura de la cadera, tanto los rotadores internos como externos, mantienen las piernas paralelas y alineadas. El psoas iliaco es el responsable principal de la flexoextensión de la cadera, y hay que ayudarlo con la conexión del ombligo o, técnicamente, del transverso abdominal.

Principal estiramiento: Erectores de la columna, glúteo mayor y deltoides posterior.

Beneficios y transferencias del ejercicio

- Soporte muscular ante el estrés mecánico al que se ve sometida la zona lumbar en el día a día.

- Lo mismo, en relación con la zona media de la espalda, gracias al cierre de las costillas.

- Correcta transferencia de fuerza desde la cadera hacia el tren superior y el tren inferior.

- Apoyo muscular y energético ante movimientos que, hasta ahora, parecían depender solamente de ciertas partes del cuerpo. Por ejemplo, hay que levantar una caja, el abdomen es una gran ayuda para los brazos y la espalda.

- Aumento de la coordinación tren superior-tren inferior.

- Fortalecimiento de la musculatura cervical.

 Notas: Colocar las manos tras nuca en ejercicios que llevan coreografía de brazos o, lo que es lo mismo, anular la coreografía de brazos facilita la estabilización de la cintura escapular. Si todavía no se tiene ese principio integrado, ha de empezarse por aplicar esta variante a los ejercicios similares. Se estará trabajando intensamente el abdomen, y cuando el proceso de fuerza abdominal esté hecho se podrán incluir los brazos.

Claves para realizar bien este ejercicio

- La mirada acompaña al movimiento de la cabeza, no se anticipa. Únicamente se mira al techo cuando se está tumbado.
- Mantén el cuello elongado, como prolongación del resto de la columna, y evita que la cabeza se adelante.
- Las costillas han de mantenerse cerradas durante todo el ejercicio, durante las repeticiones y tanto tiempo como dure la serie.
- Evita que los hombros se vayan hacia delante, mantenlos atrasados y alejados de las orejas, aunque no llegues a tocar la estructura tobillo-tibia.
- El movimiento de las piernas no ha de producir movimiento en la cadera, han de sentirse los dos glúteos apoyados en el suelo con la misma presión.
- Mantén las piernas paralelas, tan separadas como la anchura de tu cadera.
- Respiración: Exhala durante la elevación e inhala durante el descenso.

¿Cómo se hace?

1. Desde la posición de tumbado, con las manos tras la nuca, las rodillas flexionadas y los pies apoyados en el suelo.

2. Eleva el tronco, llevando las manos hacia una de las piernas (hacia la sección tobillo-tibia, según se muestra en la ilustración), que mantiene la rodilla flexionada. La otra pierna se extiende en diagonal, ni hacia el suelo ni hacia el techo.

3. Vuelve a la posición de inicio y eleva de nuevo el tronco cambiando la posición de las piernas y los brazos.

Adaptaciones

Si duele el cuello, se pueden hacer los abdominales a media altura utilizando un arco como soporte para la espalda. Si se realiza esta variante no se hará el ejercicio entero, puesto que se elimina la extensión de la columna (véase el ejercicio 3 del capítulo 3, «Ejercicios adaptados»).

 Error de ejecución: Hipercifosis dorsal. Provocar un aumento de la redondez dorsal sobrecarga la parte alta de la espalda y, en ocasiones, puede llegar a producir dolor en el pecho. Es mejor elevar menos el tronco y sacar toda la energía del abdomen. En ese caso, si se reduce la elevación del tronco, no se podrá llegar con las manos a la zona del tobillo y la tibia, pero no importa, ya se conseguirá más adelante.

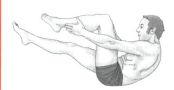

Variantes: 1. Con las manos tras la nuca

Aumenta la intensidad del ejercicio, porque aumenta el peso de la palanca del tren superior, pero ejecutarlo es más fácil porque se elimina el factor de coordinación. Supone una mayor implicación de las fibras superiores del recto abdominal.

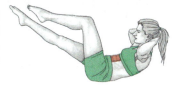

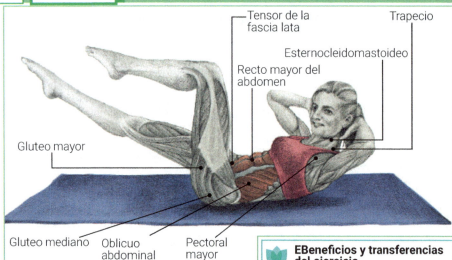

Tensor de la fascia lata

Trapecio

Esternocleidomastoideo

Recto mayor del abdomen

Gluteo mayor

Gluteo mediano

Oblicuo abdominal

Pectoral mayor

 Músculos implicados:

Musculatura dinámica: El recto mayor del abdomen es flexor de la columna y, por tanto, el principal responsable de la elevación del tronco en los ejercicios abdominales. Los oblicuos abdominales ayudan al recto mayor a realizar su trabajo, y en este ejercicio trabaja mucho más el de la pierna flexionada. Concretamente, trabajan el oblicuo menor del lado de la pierna flexionada y el mayor del lado de la pierna extendida.

Musculatura estabilizadora: Las fibras inferiores del trapecio trabajan estabilizando las escápulas. El transverso abdominal sujeta la pelvis.

Otros: La musculatura de la cadera, tanto los rotadores internos como los externos, mantienen las piernas paralelas y alineadas. El psoas iliaco es el responsable principal de la flexoextensión de la cadera, y hay que ayudarlo con la conexión del ombligo, es decir, del transverso abdominal.

Principal estiramiento: Erectores de la columna y cuadrado lumbar del lado del giro.

 EBeneficios y transferencias del ejercicio

- Soporte muscular ante el estrés mecánico al que se ve sometida la zona lumbar en el día a día.

- Lo mismo, en relación con la zona media de la espalda, gracias al cierre de las costillas.

- Correcta transferencia de fuerza desde la cadera hacia el tren superior y el tren inferior.

- Apoyo muscular y energético ante movimientos que, hasta ahora, parecían depender solamente de ciertas partes del cuerpo. Por ejemplo, si tienes que levantar una caja, el abdomen es una gran ayuda para los brazos y la espalda.

- Aumento de la coordinación tren superior-tren inferior.

- Fortalecimiento de la musculatura cervical.

- Correcta ejecución de un gesto potencialmente lesivo, el de la flexión de la columna con rotación. Mal ejecutado produce cizallamiento vertebral y lesión discal.

 Notas: En los abdominales oblicuos con las manos tras la nuca, los codos han de mantenerse siempre en la misma posición, uno tan abierto como el otro. Es un error acercar el codo a la rodilla o, cuando no hay rodilla, cerrar el codo del lado del tronco que se eleva. Este gesto implica la acción del dorsal ancho en la flexión del tronco, quitando trabajo a los abdominales. Además, traslada la cabeza hacia delante o produce demasiada cifosis en el cuello.

Recuerda: La cabeza ha de reposar en las manos y las manos sostenerla, sin empujarla para ayudar a la elevación del tronco.

Claves para realizar bien este ejercicio

- La mirada acompaña al movimiento de la cabeza, sin ir más allá de lo que el tronco gira. Únicamente se mira al techo cuando se está tumbado.
- Las costillas han de mantenerse cerradas durante todo el ejercicio, durante las repeticiones y tanto tiempo como dure la serie.
- Los codos deben estar más abiertos que cerrados, pero sin tensión.
- Hay que evitar acercar el codo a la rodilla flexionada. Es mejor dirigir hacia ella el pecho, aunque, por supuesto, no va a llegar.
- El movimiento de las piernas no ha de producir movimiento en la cadera. Siente los dos glúteos apoyados en el suelo con la misma presión.
- Mantén las piernas paralelas, tan separadas como la anchura de la cadera.
- Respiración: Exhala durante la elevación e inhala durante el descenso.

¿Cómo se hace?

1. Desde la posición tumbado, con las manos tras la nuca, las rodillas flexionadas y los pies apoyados en el suelo.

2. Eleva el tronco, girándolo hacia una de las piernas que se deja flexionada. La otra pierna se extiende y eleva en diagonal.

3. Vuelve a la posición de inicio y eleva de nuevo el tronco cambiando la posición de las piernas y el giro del tronco.

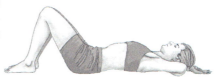

Adaptaciones

Si duele el cuello se pueden hacer los abdominales a media altura utilizando un arco como soporte para la espalda (véase el ejercicio 3 del capítulo 3, «Ejercicios adaptados»).

 Error de ejecución: Desestabilización de la estructura tronco-cadera. Este problema se produce por una falta de elongación en las piernas. Hay que tener en cuenta que el tren superior y el tren inferior, los dos en el aire, han de estar equilibrados; si no, uno de ellos provocará desestabilización en el apoyo. En tal caso, la falta de fuerza está en las piernas, y la cadera y la zona lumbar, como puntos de apoyo, son los que sufren la desestabilización.

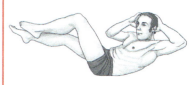

Variantes: 1. Con un aro entre las piernas

Aumenta la intensidad del ejercicio, porque implica el trabajo de los aductores, pero ayuda a la ejecución debido a una mejor estabilización pélvica.

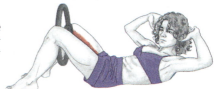

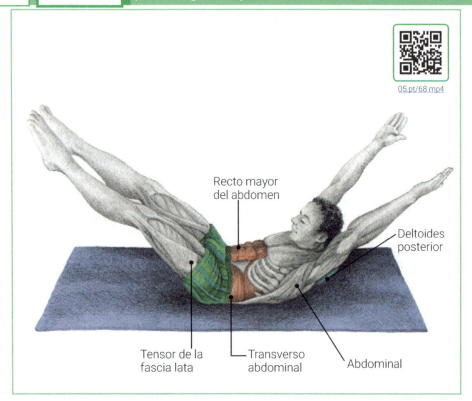

05.pt/68.mp4

Recto mayor
del abdomen

Deltoides
posterior

Tensor de la
fascia lata

Transverso
abdominal

Abdominal

 Beneficios y transferencias del ejercicio

- Soporte muscular ante el estrés mecánico al que se ve sometida la zona lumbar en el día a día.

- Lo mismo, en relación con la zona media de la espalda, gracias al cierre de las costillas.

- Correcta transferencia de fuerza desde la cadera hacia el tren superior y el tren inferior.

- Apoyo muscular y energético ante movimientos que, hasta ahora, parecían depender solamente de ciertas partes del cuerpo. Por ejemplo, si hay que levantar una caja, el abdomen es una gran ayuda para los brazos y la espalda.

- Aumento de la coordinación del tren superior y el tren inferior.

- Disociación entre el tren superior y el tren inferior.

- Fortalecimiento de la musculatura cervical.

- Interiorización del principio de «estabilización escapular» en una situación difícil. Transferencia a las acciones del día a día que implican manipulación con los brazos en alto.

1. Desde la posición tumbado, con los brazos extendidos hacia atrás y la cadera y las rodillas flexionadas 90 grados.

2. Eleva el tronco, llevando los brazos al frente (también puedes realizar una rotación externa de las dos coxofemorales, uniendo los pies, separando las rodillas y llevando las manos a ambas piernas por fuera).

3. Mantén la posición del tronco, flexionando los codos.

4. Mantén la posición del tronco mientras extiendes las rodillas y elevas los brazos.

5. Flexiona las rodillas a la vez que bajas el tronco, vértebra a vértebra, con los brazos a ambos lados de la cabeza.

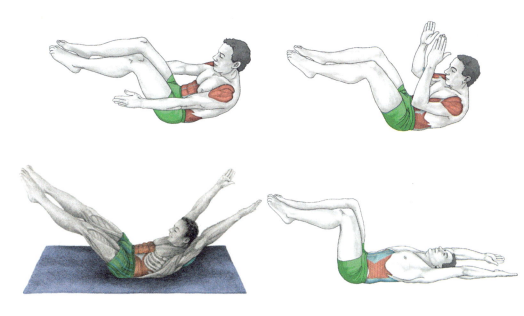

Variantes: 1. Con banda elástica

Usar una banda elástica contra la que luchar aumenta la intensidad del ejercicio para el tren superior; sin embargo, al tener las piernas «apoyadas», se facilita el trabajo del abdomen.

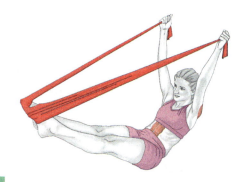

Claves para realizar bien este ejercicio

- La mirada al frente, únicamente se mira al techo cuando se está tumbado.
- Mantén el cuello elongado, en prolongación de la columna, y evita que la cabeza se adelante.
- Conserva un apoyo firme sobre el sacro y la zona lumbar.
- Siente y provoca que el punto de sostén sea el abdomen.
- Mantén las piernas paralelas, tan separadas como la anchura de la cadera.
- **Respiración:** Exhala en la posición 1, inhala en la posición 2, exhala en la posición 3 e inhala en la posición 4.

 Error de ejecución: Adelantamiento de la cabeza, traslación frontal. El adelantamiento de la cabeza o traslación frontal genera tensión y sobrecarga en toda la musculatura del cuello. Además, existe un punto de la columna cervical que se desplaza hacia delante y provoca, a su vez, un deslizamiento del disco intervertebral y la posible presión sobre la raíz nerviosa correspondiente.

Adaptaciones

Si duele la zona lumbar o, incluso, más arriba, se puede disminuir el recorrido de articulación de la columna colocando un arco para que apoye la zona dorsal. De esta manera no hay peligro de que las costillas se abran, y podrás hacer más repeticiones sin provocar sobrecarga en la espalda (véase el ejercicio 3 del capítulo 3, «ejercicios adaptados»).

En caso de que la sobrecarga esté ocurriendo en el cuello, coloca las manos tras la nuca, eliminando así la parte de brazos que tiene el ejercicio.

 Notas: En los ejercicios de gran rango de movimiento, como este, la utilización de una banda elástica aumenta enormemente la intensidad del ejercicio. Esta ha de tener una longitud de dos metros y una resistencia suave. No se debe olvidar que no se obtendrá beneficio si el camino para conseguir el ejercicio no es el correcto.

 Músculos implicados:

Musculatura dinámica: El recto mayor del abdomen actúa como flexor de la columna; el bíceps, como flexor del codo en la posición 2. El coracobraquial, el bíceps braquial, el pectoral mayor, el deltoides anterior y el subescapular realizan la elevación del brazo o antepulsión en la posición 3, y en esa misma fase es el cuádriceps el que extiende las rodillas. El semitendinoso, el semimembranoso, el bíceps largo, el sartorio, el recto interno, el poplíteo y los gemelos interno y externo producen la flexión de la rodilla.

Musculatura estabilizadora: Las fibras inferiores del trapecio trabajan en la estabilización de las escápulas. El psoas iliaco y el transverso abdominal sujetan la cadera. Los oblicuos mayor y menor cierran las costillas.

Otros: La musculatura de la cadera, tanto los rotadores internos como los externos, mantienen las piernas paralelas y alineadas. El psoas iliaco es el responsable principal de la flexoextensión de la cadera, y hay que ayudarlo con la conexión del ombligo o, es decir, con el transverso abdominal.

Principal estiramiento: Erectores de la columna.

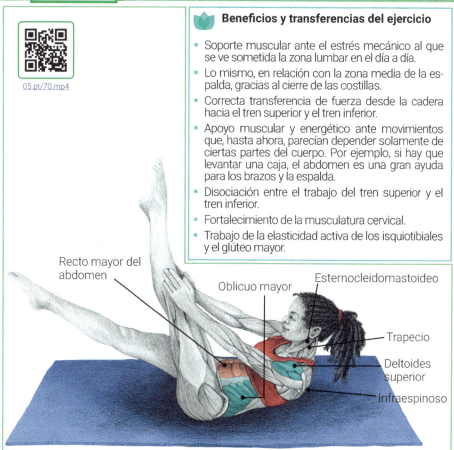

05.pt/70.mp4

🪷 Beneficios y transferencias del ejercicio

- Soporte muscular ante el estrés mecánico al que se ve sometida la zona lumbar en el día a día.
- Lo mismo, en relación con la zona media de la espalda, gracias al cierre de las costillas.
- Correcta transferencia de fuerza desde la cadera hacia el tren superior y el tren inferior.
- Apoyo muscular y energético ante movimientos que, hasta ahora, parecían depender solamente de ciertas partes del cuerpo. Por ejemplo, si hay que levantar una caja, el abdomen es una gran ayuda para los brazos y la espalda.
- Disociación entre el trabajo del tren superior y el tren inferior.
- Fortalecimiento de la musculatura cervical.
- Trabajo de la elasticidad activa de los isquiotibiales y el glúteo mayor.

Recto mayor del abdomen

Oblicuo mayor

Esternocleidomastoideo

Trapecio

Deltoides superior

Infraespinoso

ℹ️ Músculos implicados:

Musculatura dinámica: El recto mayor del abdomen es el flexor de columna y, por tanto, el principal responsable de la elevación del tronco en los ejercicios abdominales. Los oblicuos abdominales ayudan al recto mayor a realizar su trabajo y son los principales encargados del cierre de las costillas. En este ejercicio trabaja mucho más el oblicuo de la pierna que se acerca al tronco. El psoas iliaco actúa durante la flexoextensión de la cadera.

Musculatura estabilizadora: Las fibras inferiores del trapecio trabajan estabilizando las escápulas. El deltoides anterior, el pectoral mayor y el coracobraquial mantienen el brazo elevado (antepulsión).

Otros: La musculatura de la cadera, tanto los rotadores internos como los externos, mantienen las piernas paralelas y alineadas. El transverso abdominal ayuda en la estabilización pélvica.

Principal estiramiento: Erectores de la columna. Isquiotibiales y glúteo mayor de la pierna más elevada. Deltoides posterior.

Notas: Es preferible hacer tijeras más pequeñas y estables que muy grandes e inestables. El tronco ha de mantenerse elevado e inmóvil durante todas las tijeras. Como el esfuerzo es grande, se suelen hacer series de ocho repeticiones entre las dos piernas.

Claves para realizar bien este ejercicio

- La mirada siempre debe dirigirse al frente.
- Mantén el cuello elongado, como continuación del resto de la columna, y evita que la cabeza se adelante.
- Las costillas han de mantenerse cerradas durante todo el ejercicio.
- Evita que los hombros se vayan hacia delante, mantenlos atrasados y alejados de las orejas, aunque no llegues a tocar la pierna.
- El movimiento de las piernas no ha de producir desplazamiento en la cadera ni en el tronco. Siente los dos cuadrados lumbares apoyados en el suelo con la misma presión.
- Mantén las piernas paralelas, tan separadas como la anchura de la cadera, y evita la rotación externa de esta.
- Respiración: Inhala con el acercamiento de una de las piernas al tronco y exhala con el acercamiento de la otra. También puedes inhalar dos veces, en stacatto, y exhalar otras dos, hasta contar ocho repeticiones totales del acercamiento de pierna.

¿Cómo se hace?

1. Eleva el tronco hasta conseguir una buena flexión de la columna.
2. Eleva las piernas hacia el techo y busca un equilibrio entre el tren inferior y el superior. El punto de apoyo es la cadera y la zona lumbar.
3. Manteniendo esta postura, realiza «tijeras» con las piernas, evitando tirar de ellas. Saca la fuerza de la propia pierna y del abdomen.
4. Este ejercicio también puede hacerse con un trabajo dinámico abdominal, descendiendo y elevando el tronco. En este caso, las piernas se quedarán inmóviles mientras se está en la postura decúbito supino, y la tijera se realizará durante la elevación del tronco.

Adaptaciones

Si no se puede mantener el tronco elevado durante todo el ejercicio, se tiene la opción de reposarlo sobre un arco colocado a mitad de la espalda (véase el ejercicio 3 del capítulo 3, «Ejercicios adaptados»).

En este mismo caso, también se puede optar por apoyar los antebrazos en el suelo (véase el ejercicio 28 del capítulo 3, «Ejercicios adaptados»).

 Error de ejecución: Adelantamiento de la cabeza, traslación frontal. El adelantamiento de la cabeza o traslación frontal genera tensión y sobrecarga en toda la musculatura del cuello. Además, existe un punto de la columna cervical que se desplaza hacia delante y provoca, a su vez, un deslizamiento del disco intervertebral y una posible presión sobre la raíz nerviosa correspondiente. No hay que preocuparse de si no se llegan a tocar las piernas, tampoco hay que hacerlo si no se consigue mantener el tronco elevado durante todas las repeticiones. Siempre se puede optar por la variante de subir y bajar el tronco con cada acercamiento de la pierna.

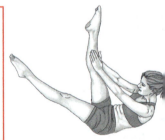

Variantes: 1. Estiramiento isquiotibial

Esta variante, en la que se trabaja la elasticidad de los isquiotibiales, consiste en traccionar un poco de la pierna hacia el cuerpo, manteniendo la posición elevada del mismo. Con este acercamiento de una pierna también se puede alejar más la otra, y realizar así un mayor rango de movimiento en la tijera.

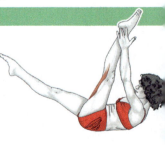

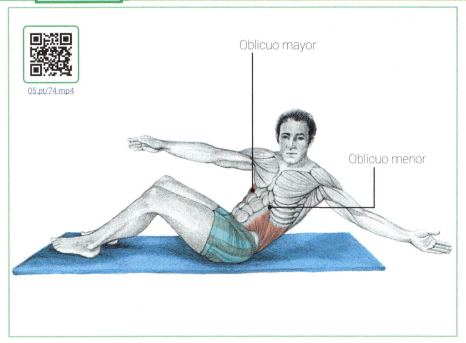

05.pt/74.mp4

Oblicuo mayor

Oblicuo menor

🪷 **Beneficios y transferencias del ejercicio**

- Soporte muscular ante el estrés mecánico al que se ve sometida la zona lumbar en el día a día.

- Disociación del tren inferior y el tren superior.

- Lo mismo, en relación con la zona media de la espalda, gracias al cierre de las costillas.

- Correcta transferencia de fuerza desde la cadera hacia el tren superior y el tren inferior.

- Apoyo muscular y energético ante movimientos que, hasta ahora, parecían depender solamente de ciertas partes del cuerpo. Por ejemplo, si tienes que levantar una caja, el abdomen es una gran ayuda para los brazos y la espalda.

- Mantén la mirada al frente durante la media rueda, y siguiendo a la mano durante la rotación.
- Las costillas han de mantenerse cerradas durante todo el ejercicio, durante las repeticiones y tanto tiempo como dure la serie.
- Evita que los hombros se vayan hacia delante, mantenlos atrasados y alejados de las orejas.
- El primer movimiento es el redondeo de cadera o retroversión, en el resto de la columna se mantienen las curvas normales. El segundo movimiento es la rotación del tronco a la altura de las costillas (por debajo de la línea de las costillas).
- Une los dos movimientos del tronco para que todo fluya.
- Elegancia en la parte alta del tronco y apertura en la estructura pecho-hombros.
- Mantén las piernas paralelas, tan separadas como la anchura de la cadera, y siente cómo los dos isquiones se apoyan con la misma fuerza contra el suelo.
- Respiración: Exhala al hacer la media rueda oblicua e inhala al deshacerla.

═══ **¿Cómo se hace?** ═══

1. Desde la posición sentado, con los brazos extendidos al frente y las rodillas flexionadas, realiza un redondeo o extensión de la zona lumbar como en el ejercicio de media rueda.

2. Realiza una rotación llevando el brazo hacia atrás como dando un pase torero y sigue con la mirada la mano que se aleja.

3. Eleva el tronco, realizando el recorrido de vuelta del brazo y deshaciendo la rotación del tronco.

4. Deshaz la redondez de la cadera hasta sentarte de nuevo en la posición neutra de cadera y elongación axial.

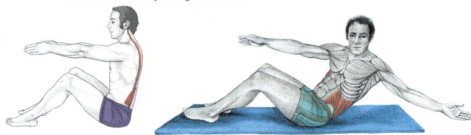

Variantes: 1. Con banda elástica

Introduce el trabajo del tren superior, concretamente del redondo menor, el infraespinoso y el deltoides posterior durante la rotación externa. El deltoides superior y el supraespinoso intervienen en la abducción. Elige la banda elástica cuya dureza se ajuste más a tu estado de forma física y dominio de la ejecución.

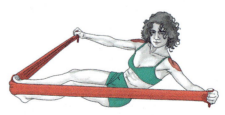

Si no se puede mantener el tronco a media altura sin sobrecarga para la zona lumbar, puede ayudar el ejercicio 3 del capítulo 3, «Ejercicios adaptados».

La adaptación 4 del capítulo 3, «Ejercicios adaptados», ayuda en la realización de la media rueda, pero dificulta el trabajo de los abdominales oblicuos y del tren superior al aumentar la intensidad. No obstante, también podría aplicarse si se emplea una banda elástica de poca resistencia y se realiza un rango de movimiento pequeño con el brazo del giro.

 Músculos implicados:

Musculatura dinámica: El recto mayor del abdomen y las fibras altas del psoas son los responsables de la flexoextensión de la columna lumbar y la cadera. Los oblicuos abdominales hacen el giro del tronco (el oblicuo menor, del lado hacia el que se gira, y el mayor, del contrario).

Musculatura estabilizadora: El transverso abdominal asume el estrés delantero para no generar sobrecarga en la zona lumbar más baja. Los oblicuos abdominales son los responsables del cierre de las costillas; en este caso son dinamizadores, pero también estabilizadores, dependiendo de sus fibras.

Otros: La musculatura profunda de la espalda (transversoespinosos y dorsal largo, principalmente) se ocupa de la elongación de la columna, y la de la cadera mantiene las piernas paralelas y alineadas.

Principal estiramiento: Erectores de la columna.

 Error de ejecución: Desestabilización pélvica. Si esto ocurre es porque no se ha aplicado la disociación entre el tren superior y el inferior (más información en el apartado «Notas»).

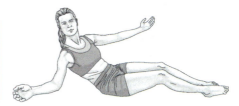

 Notas: En los ejercicios abdominales que incluyen movimientos oblicuos es habitual la desestabilización pélvica y la pérdida de alineación de las piernas. Esto ocurre porque no se ha llevado a cabo la disociación entre el tren superior y el tren inferior, necesaria para que una parte del cuerpo se mantenga inmóvil (tren inferior) mientras la otra se mueve (tren superior). En este ejercicio, para lograr la disociación viene muy bien imaginar que el cuerpo está partido en dos, como un muñeco que solo articula medio cuerpo, y, a partir de ahí, mover el tronco sin mover las piernas y viceversa, en cualquier posición.

2. Con las manos tras la nuca

Ejercicio más intenso para la musculatura abdominal, tanto para el recto mayor como para los oblicuos.

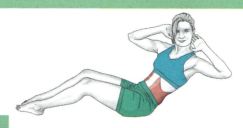

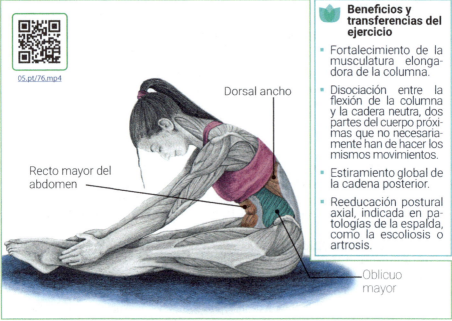

05.pt/76.mp4

Dorsal ancho

Recto mayor del abdomen

Oblicuo mayor

Beneficios y transferencias del ejercicio

- Fortalecimiento de la musculatura elongadora de la columna.

- Disociación entre la flexión de la columna y la cadera neutra, dos partes del cuerpo próximas que no necesariamente han de hacer los mismos movimientos.

- Estiramiento global de la cadena posterior.

- Reeducación postural axial, indicada en patologías de la espalda, como la escoliosis o artrosis.

 Músculos implicados:

Musculatura dinámica: Principalmente, el recto mayor del abdomen en la flexión de la columna, y el psoas iliaco en sus fibras lumbares. Los paravertebrales y el dorsal largo elongan la columna.

Musculatura estabilizadora: El transverso abdominal trabaja estabilizando la cadera, y los oblicuos abdominales mantienen cerradas las costillas. Las fibras inferiores del trapecio retienen la escápula en su sitio; por lo tanto, su acción es la de estabilizar la cintura escapular. Los músculos largo y recto anterior del cuello actúan elongando la columna cervical.

Otros: Los transversoespinosos ayudan en la elongación axial, y los cuádriceps en la extensión de las rodillas.

Principal estiramiento: Erectores de la columna, isquiotibiales y glúteo mayor.

Notas: Este ejercicio es principalmente abdominal, pues el recto mayor del abdomen es el músculo que realiza la flexión de la columna. No obstante, debido al estiramiento de toda la cadena posterior, también puede sentirse que se trabajan las piernas en caso de acortamiento de la misma. En personas muy elásticas este no será un problema y, si la técnica no es buena, se pasarán hacia delante flexionando también la cadera y anulando el efecto de trabajo abdominal del ejercicio.

Variantes: 1. Presionando un aro

Coloca un aro a una distancia suficiente para que puedas situar las manos con comodidad sobre el soporte del mismo, manteniendo una pequeña flexión en los codos. Empuja el aro hacia el suelo imaginando que la fuerza sale del abdomen. Los codos mantienen la flexión inicial durante todo el ejercicio, por lo que la acción del trapecio para estabilizar las escápulas es muy importante, así como la del dorsal ancho. Con esta variante se aumenta el trabajo del recto mayor del abdomen y del psoas iliaco.

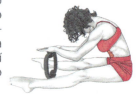

Claves para realizar bien este ejercicio

- Mantén la elongación de la columna durante todo el ejercicio, como si quisieras aumentar la distancia entre vértebra y vértebra.
- La cadera ha de mantenerse neutra y estabilizada durante todo el ejercicio. Para que esto se cumpla es necesario que los isquiones estén apoyados en el suelo.
- No se trata de acercar el tronco a las piernas, sino de querer alejarse de ellas a la vez que se flexiona la columna. Una contraposición de fuerzas.
- Respiración: Inhala en la posición neutra y exhala mientras realizas la flexión del tronco. Inhala de nuevo para volver a la posición neutra.

¿Cómo se hace?

1. Desde la posición sentado, con la cadera neutra, la columna elongada, las piernas tan abiertas como el ancho de la cadera y las manos reposadas.

2. Flexiona el tronco, manteniendo la elongación de la columna y la cadera neutra.

3. Vuelve a extender el tronco buscando acabar en la misma posición de cadera y columna neutras del principio.

Adaptaciones

Si se tiene dificultad para sentarse con las piernas extendidas, puede elevarse la altura del apoyo sentándote sobre un cojín (véase el ejercicio 7 del capítulo 3, «Ejercicios adaptados»).

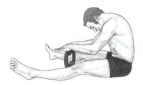

 Error de ejecución: Cabeza adelantada. Suele realizarse involuntariamente cuando se percibe falta de articulación en la columna. Únicamente hay que ser consciente de este error para corregirlo, relajando la musculatura extensora cervicodorsal (principalmente, el trapecio).

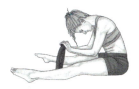

 Error de ejecución: Hipercifosis dorsal. Excesiva tensión en la parte media-alta de la espalda con la intención de aumentar la flexión de la columna. Ciertamente, así se aumenta, pero se estará perdiendo el principio de elongación axial y, como consecuencia, el beneficio del ejercicio en las articulaciones.

2. Presionando un aro oblicuo

Se trata de presionar un aro como en el ejercicio anterior, pero con las piernas abiertas y una de ellas introducida dentro del mismo. Así se trabajará el oblicuo menor del lado del gesto deportivo, y el oblicuo mayor del lado contrario.

3. Con flexión del tobillo

En esta variante se incluye un mayor estiramiento de toda la cadena posterior, especialmente del gemelo, y se trabaja la fuerza del tibial anterior.

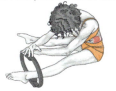

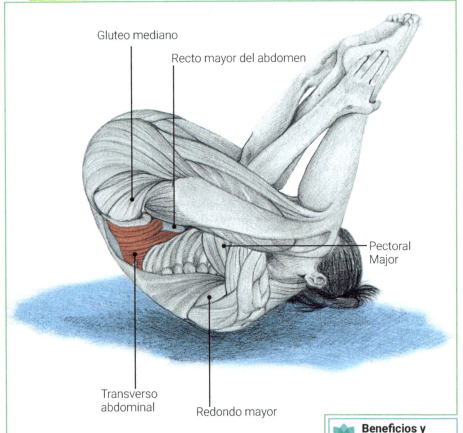

Gluteo mediano

Recto mayor del abdomen

Pectoral Major

Transverso abdominal

Redondo mayor

 Músculos implicados:

Musculatura dinámica: El sartorio, el glúteo mediano, el glúteo menor y el piramidal, principalmente, se ocupan de la abducción de la pierna, pero el esfuerzo de esta musculatura es apenas perceptible porque el recorrido del movimiento es muy pequeño.

Musculatura estabilizadora: El recto mayor del abdomen, el transverso abdominal, el dorsal ancho, el redondo mayor y deltoides superior.

Otros: Los bíceps y los tríceps intervienen en el mantenimiento de la postura de los brazos y en el gesto de la palmada. Principal estiramiento: Erectores de la columna y glúteos mayor y menor.

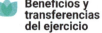 **Beneficios y transferencias del ejercicio**

- Masaje en los erectores de la columna.
- Amplitud de la parte posterior de la caja torácica.
- Asimilación del patrón de flexión de la columna, que va unido al trabajo del recto mayor del abdomen.
- Diversión. Es un buen ejercicio para acabar una sesión tensa.

 Notas: Este es un ejercicio similar a «rodar como una pelota», aunque mucho más intenso y difícil de ejecutar. No todo el mundo puede realizar el agarre original y tiene que hacer la variante propuesta. Aparte de que el agarre sea curioso, obliga a sacar toda la fuerza del abdomen para conseguir rodar sobre la espalda, ya que no se tiene la posibilidad de buscar impulso con las piernas.

Claves para realizar bien este ejercicio

- El «botón de encendido y mantenimiento» está en el ombligo y hay que concentrarse en ese punto para generar la inercia del movimiento.
- Imagina que estás cogiendo una gran pelota con los brazos.
- Mantén los ojos abiertos, ya que los desequilibrios estructurales y musculares llevan a perder la línea de rodamiento cuando no se centra la mirada en un punto concreto, sobre todo en este caso, en el que se tiene una base tan inestable.
- Si no puedes dar tres palmadas, empieza por una y ve aumentando según vayas mejorando el control del movimiento desde el abdomen.
- Respiración: Inhala en la rueda hacia atrás y exhala en la rueda hacia delante (elevación).

¿Cómo se hace?

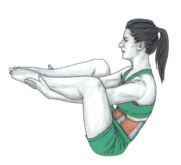

1. Ejercicio similar a «rodar como una pelota». Las rodillas están separadas y los pies juntos. Los brazos van desde fuera hacia dentro hasta colocar las manos en la parte externa de los pies.

2. Rueda sobre la espalda, hacia atrás, y realiza tres palmadas con los pies parando el movimiento del cuerpo, sin que la cabeza toque el suelo.

3. Rueda sobre la espalda, hacia delante, y realiza tres palmadas con los pies parando el movimiento del cuerpo, sin que estos toquen el suelo.

Adaptaciones

En este caso, la adaptación sería una bajada del nivel del ejercicio, realizando en su lugar el de «rodar como una pelota», hasta conseguir un mayor dominio del trabajo del abdomen y articulación de la columna en flexión.

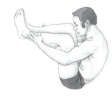

Error de ejecución: Hipercifosis dorsal. Debido a la posición de los brazos, es habitual elevar los hombros hacia las orejas y «sacar chepa». Hay que evitar estos dos gestos negativos para la salud de la espalda. Los principios que no se estarían respetando en este caso son el de estabilización escapular y el de elongación.

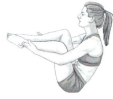

Error de ejecución: Cabeza adelantada. Cuando no hay suficiente fuerza abdominal o no se sabe de dónde sacarla, se suele adelantar la cabeza para compensar la falta de movimiento. La tensión generada en la musculatura posterior del cuello es enorme y negativa.

Variantes: 1. Con las manos por fuera

Consiste en colocar los brazos por fuera en lugar de hacerlo desde dentro hacia fuera. Es recomendable en los casos de pierna o abdomen prominente, y también cuando hay falta de elasticidad muscular en la cadena posterior. La musculatura que trabaja es la misma que en el ejercicio original.

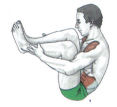

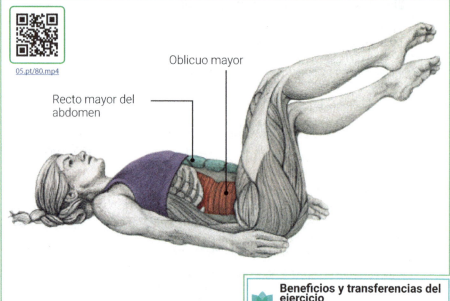

05.pt/80.mp4

Oblicuo mayor

Recto mayor del abdomen

Beneficios y transferencias del ejercicio

- Aumento de la elasticidad de la musculatura lumbar.
- Aumento de la flexibilidad de las articulaciones inferiores y medias de la columna.
- Mejora del retorno venoso.
- Interiorización de la capacidad de articulación de la columna por segmentos.

 Músculos implicados:

Musculatura dinámica: El oblicuo menor del lado del giro y el mayor del lado contrario actúan en la rotación del tronco.

Musculatura estabilizadora: El psoas iliaco, junto con el transverso abdominal, mantienen fija la cadera.

Otros: Recto mayor del abdomen y cuadrado lumbar.

Principal estiramiento: Cuadrado lumbar, intercostales y fibras inferiores del dorsal ancho del lado contrario al giro.

 Notas: Con las rodillas muy flexionadas, los muslos cerca del tronco y la reducción del rango de movimiento, este ejercicio es recomendable para desestresar la zona lumbar cuando hay dolor. Se convierte así en un masaje de las fibras inferiores sacroiliacas y del cuadrado lumbar.

Claves para realizar bien este ejercicio

- Mantén el hombro contrario al giro pegado al suelo, también la escápula de ese lado.
- Los oblicuos realizan el giro, pero también cierran las costillas, así que mantenlos activados desde sus fibras inferiores hasta las superiores.
- Intenta utilizar lo menos posible el apoyo del brazo del lado del giro.
- No sigas ni contrapongas con la cabeza el movimiento de las piernas.
- Intenta controlar la energía haciendo rotaciones lentas pero profundas.
- Respiración: Inhala en la posición de inicio y exhala durante la rotación y en la vuelta al punto de partida.

¿Cómo se hace?

1. Desde la posición decúbito supino, con las rodillas y la cadera flexionadas 90 grados.

2. Rota el tronco hacia uno de los lados y vuelve a la posición de inicio.

3. Repite varias veces hacia el mismo lado o alterna los lados.

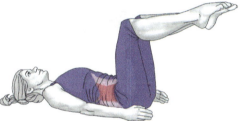

Adaptaciones

La ejecución de este ejercicio según se explica en el apartado de notas reduce notablemente su intensidad en casos de crisis lumbar.

También puede colocarse un cojín bajo la cadera en caso de excesiva tensión para el psoas (véase el ejercicio 6 del capítulo 3, «Ejercicios adaptados»).

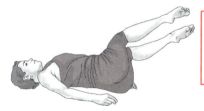

 Error de ejecución: Pérdida de elongación axial. Dejar que la zona lumbar se arquee genera tensión en la espalda. La solución está en cerrar bien las costillas y conectar el transverso; se trata de no perder la conexión abdominal presente en todos los ejercicios.

Variantes: 1. Con las rodillas extendidas

La extensión de las rodillas implica el trabajo de los cuádriceps y, puesto que hay que luchar contra un tren inferior de palanca más larga, también hay una mayor activación de la musculatura oblicua del abdomen durante las rotaciones.

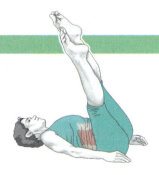

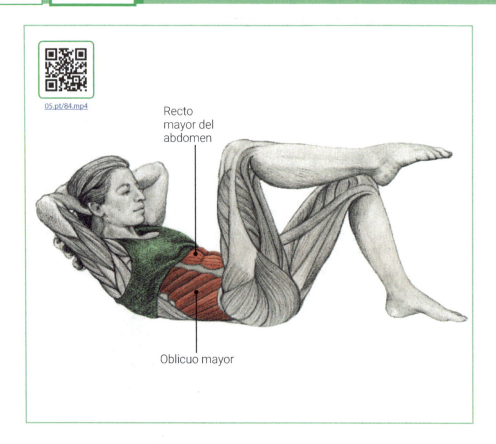

05.pt/84.mp4

Recto mayor del abdomen

Oblicuo mayor

Beneficios y transferencias del ejercicio

- Soporte muscular ante el estrés mecánico al que se ve sometida la zona lumbar en el día a día.

- Lo mismo, en relación con la zona media de la espalda, gracias al cierre de las costillas.

- Correcta transferencia de fuerza desde la cadera hacia el tren superior y el tren inferior.

- Apoyo muscular y energético ante movimientos que, hasta ahora, parecían depender solamente de ciertas partes del cuerpo. Por ejemplo, si tienes que levantar una caja, el abdomen es una gran ayuda para los brazos y la espalda.

- Aprender la correcta ejecución del ejercicio más común en las salas de entrenamiento.

- Aumento de la propiocepción de los cuatro grupos abdominales.

Claves para realizar bien este ejercicio

- La mirada acompaña al movimiento de la cabeza, no se anticipa. Únicamente se mira al techo cuando se está tumbado.
- La cabeza reposa sobre las manos y estas la sostienen, pero no la empujan hacia arriba. De la elevación se encarga el abdomen como único centro de energía.
- Las costillas han de mantenerse cerradas durante todo el ejercicio, durante las repeticiones y tanto tiempo como dure la serie.
- Evita que los hombros se vayan hacia delante, mantenlos atrasados y alejados de las orejas.
- Conserva la elegancia en la parte alta del tronco y la apertura en la estructura pecho-hombros.
- Mantén las piernas paralelas, tan separadas como la anchura de la cadera.
- Evita los movimientos bruscos en la elevación del tronco o en el acercamiento de la pierna.
- **Respiración:** Exhala durante la elevación e inhala durante el descenso.

¿Cómo se hace?

1. Desde la posición decúbito supino, con las rodillas flexionadas y los pies apoyados en el suelo.

2. Eleva el tronco acercando la rodilla al pecho, sin giros.

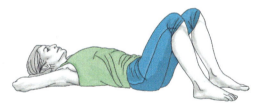 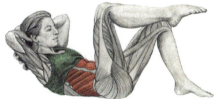

Variantes: 1. Básico con las piernas en escuadra   2. Oblicuo con las piernas en escuadra

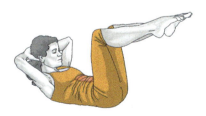 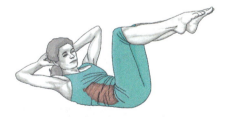

Mantén las piernas elevadas con las rodillas flexionadas 90 grados mientras haces los abdominales. Se realiza así un mayor trabajo del recto mayor del abdomen y del transverso.

Mantén las piernas elevadas con las rodillas flexionadas 90 grados mientras haces abdominales oblicuos. Supone un mayor trabajo de los oblicuos abdominales.

Adaptaciones

Si duele el cuello, pueden hacerse los abdominales a media altura, utilizando un arco como soporte para la espalda (véase el ejercicio 3 del capítulo 3, «Ejercicios adaptados»).

Puede colocarse una banda elástica bajo el cuerpo, en toda su extensión, y utilizarla como soporte para la cabeza y el cuello. Esta adaptación facilita la ejecución del ejercicio (véase el ejercicio 1 del capítulo 3, «Ejercicios adaptados».

 Músculos implicados:

Musculatura dinámica: El recto mayor del abdomen en la flexión de la columna. El oblicuo menor del lado del giro y, el mayor del lado contrario. En los ejercicios en los que la cadera se extiende y se flexiona aumenta el trabajo del psoas (ejercicio original y variante 3).

Musculatura estabilizadora: El transverso abdominal estabiliza la cadera, evitando así la sobrecarga en la zona lumbar. Las fibras inferiores del trapecio estabilizan las escápulas. Los oblicuos abdominales son los responsables del cierre de las costillas.

Otros: La musculatura de la cadera, tanto los rotadores internos como los externos, mantienen las piernas paralelas y alineadas.

Principal estiramiento: Erectores de la columna.

 Notas: Si se enlaza el ejercicio original con las variantes y se organiza todo el conjunto en series de movimientos alternos se obtendrá una combinación de elevada intensidad para el abdomen. Si se quiere realizar así la práctica, han de realizarse series de ocho repeticiones y descansar unos segundos antes de iniciar la siguiente. Así podrá mantenerse una correcta ejecución en todo momento.

3. Extensión de una pierna   4. En escuadra

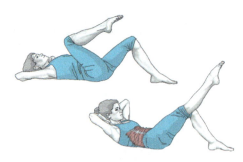
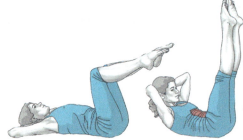

Desde la posición decúbito supino con la rodilla cerca del pecho, eleva el tronco a la vez que extiendes la misma pierna que estaba flexionada. Se produce así un mayor trabajo del transverso abdominal y de los oblicuos de la pierna que se extiende, así como del cuádriceps de esa misma extremidad.

Desde la posición decúbito supino con las rodillas flexionadas en un ángulo de 90 grados, eleva el tronco y extiende las rodillas, dirigiéndolas al techo como flechas. Aumenta el trabajo de toda la musculatura abdominal y se ven implicados los cuádriceps.

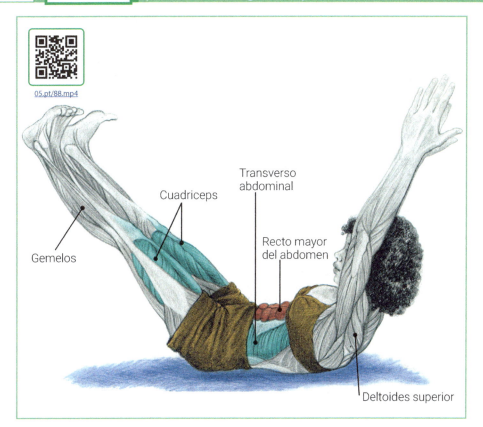

05.pt/88.mp4

Cuadriceps

Transverso abdominal

Recto mayor del abdomen

Gemelos

Deltoides superior

 Beneficios y transferencias del ejercicio

- Soporte muscular ante el estrés mecánico al que se ve sometida la zona lumbar en el día a día.

- Lo mismo, en relación con la zona media de la espalda, gracias al cierre de las costillas.

- Correcta transferencia de fuerza desde la cadera hacia el tren superior y tren inferior.

- Apoyo muscular y energético ante movimientos que, hasta ahora, parecían depender solamente de ciertas partes del cuerpo. Por ejemplo, si tienes que levantar una caja, el abdomen es una gran ayuda para los brazos y la espalda.

- Aumento de la coordinación del tren superior y el tren inferior.

- Disociación entre el tren superior y el tren inferior y, dentro de cada uno de estos ámbitos, también se disocian del tronco, los brazos, las rodillas y la cadera.

- Fortalecimiento de la musculatura cervical.

- Interiorización del principio de estabilización escapular en una situación difícil. Transferencia de las acciones del día a día que implican manipulación con los brazos en alto.

Claves para realizar bien este ejercicio

- La mirada al frente, únicamente se mira al techo cuando se está tumbado.
- Mantén el cuello elongado, en prolongación de la columna, y evita que la cabeza se adelante.
- Mantén un apoyo firme sobre el sacro y la zona lumbar.
- Siente y provoca que el punto de sostén sea el abdomen.
- Mantén la elevación del tronco en todo momento, inmóvil. Si no puedes, quizá tengas que trabajar todavía esta musculatura con otros ejercicios antes de iniciarte con este.
- **Respiración:** Inhala en la posición de preparación, exhala en posición 2, inhala en posición 3, exhala en la posición 4, inhala en la posición 5 y desciende exhalando.

Adaptaciones

Si duele la zona lumbar o incluso más arriba, se puede disminuir el recorrido de articulación de la columna colocando un arco para que apoye la zona dorsal. De esta manera no hay peligro de que las costillas se abran y se podrán hacer más repeticiones sin provocar sobrecarga en la espalda (véase el ejercicio 3 del capítulo 3, «Ejercicios adaptados»).

En caso de que la sobrecarga esté ocurriendo en el cuello, coloca las manos tras nuca, eliminando así la parte de brazos que tiene el ejercicio.

También se pueden apoyar los antebrazos en el suelo, ayudando a la musculatura abdominal y preservando la salud de la lumbar (véase el ejercicio 28 del capítulo 3, «Ejercicios adaptados»).

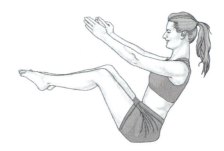

 Hiperlordosis lumbar. Al elevar los brazos, tanto si se trabaja con el propio peso como si se lucha contra una banda elástica, puede aumentarse la curva lumbar. Este gesto es claramente negativo y hay evitarlo con el trabajo de la musculatura abdominal.

Variantes: 1. Con banda elástica

Al tener una banda elástica contra la que luchar se aumenta la intensidad del ejercicio para el tren superior; sin embargo, al tener las piernas «apoyadas», se facilita el trabajo del abdomen. Elige una banda de resistencia suave y de gran longitud que te permita realizar el ejercicio con total amplitud de movimiento y rango articular.

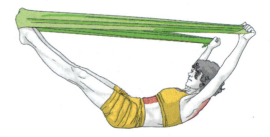

1. Desde tumbado, con las manos en la parte externa de las rodillas y la cadera y las rodillas flexionadas 90 grados y separadas (rotación externa de cadera).
2. Eleva el tronco, flexionando los codos y juntando las rodillas, tanto como el ancho de la cadera.
3. Mantén la posición del tronco, extendiendo los brazos y las rodillas.
4. Mantén la posición del tronco, elevando los brazos y realizando una flexión dorsal con los tobillos.
5. Baja los brazos, hasta que queden paralelos al suelo, y extiende los tobillos (flexión plantar).
6. Flexiona las rodillas a la vez que bajas el tronco, vértebra a vértebra, con las manos a ambos lados de las rodillas y estas separadas.

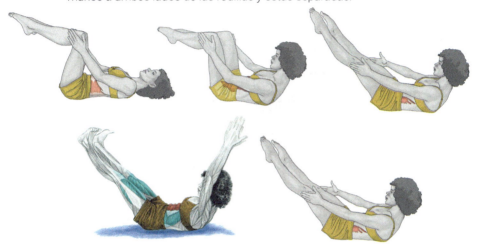

 Notas: En los ejercicios complejos, muchas de las variantes y adaptaciones son para eliminar parte del movimiento. Por lo tanto, se dejarán de trabajar algunos grupos musculares y estructuras articulares. La intensidad del ejercicio disminuye, pero es un buen camino para llegar a realizarlos sin lesionarse.

 Músculos implicados:

Musculatura dinámica: El recto mayor del abdomen actúa como flexor de la columna. El coracobraquial, el bíceps braquial, el pectoral mayor, el deltoides anterior y el subescapular realizan la elevación del brazo o antepulsión en la posición 4. El cuádriceps extiende las rodillas en las posiciones 3, 4 y 5. El semitendinoso, el semimembranoso, el bíceps largo, el sartorio, el recto interno, el poplíteo y los gemelos interno y externo producen la flexión de la rodilla. También trabajan los rotadores externos de la cadera (piramidal, aductores y bíceps femoral, entre otros).

Musculatura estabilizadora: Las fibras inferiores del trapecio trabajan estabilizando las escápulas. El psoas iliaco y el transverso abdominal estabilizan la cadera. Los oblicuos mayor y menor cierran las costillas.

Otros: La musculatura de la cadera, tanto los rotadores internos como los externos, mantienen las piernas paralelas y alineadas. El psoas iliaco es el responsable principal de la flexoextensión de la cadera, ayúdale con la conexión del ombligo o, técnicamente, del transverso abdominal. El tibial anterior realiza la flexión dorsal del tobillo, y los gemelos la flexión plantar.

Principal estiramiento: Erectores de columna.

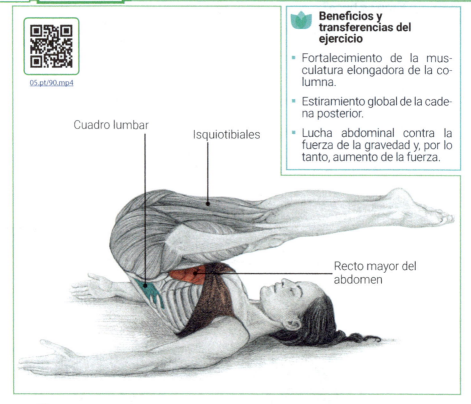

05.pt/90.mp4

Cuadro lumbar

Isquiotibiales

Recto mayor del abdomen

Beneficios y transferencias del ejercicio

- Fortalecimiento de la musculatura elongadora de la columna.
- Estiramiento global de la cadena posterior.
- Lucha abdominal contra la fuerza de la gravedad y, por lo tanto, aumento de la fuerza.

 Músculos implicados:

Musculatura dinámica: Principalmente, el recto mayor del abdomen en la flexión de la columna; el psoas iliaco y el cuádriceps, en la flexión de la cadera y la extensión de rodillas; y los paravertebrales y el dorsal largo, en la elongación de la columna.

Musculatura estabilizadora: El transverso abdominal trabaja estabilizando la cadera, y los oblicuos abdominales manteniendo cerradas las costillas. Las fibras inferiores del trapecio mantienen la escápula en su sitio y los hombros lejos de las orejas. Los músculos largo y recto anterior del cuello actúan elongando la columna cervical.

Otros: Los transversoespinosos ayudan en la elongación axial, y los tríceps colaboran durante todo el ejercicio (pero no deben formar parte de la musculatura principal).

Principal estiramiento: Erectores de la columna.

Variantes: 1. Con aro por fuera

El ejercicio es igual, y solo varía en que implica más trabajo muscular, en concreto de los aductores. Estos tienen que estar siempre activos para que el aro no se caiga.

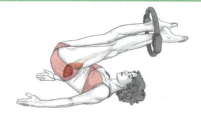

Claves para realizar bien este ejercicio

- Mantén el trabajo de los cuatro grupos abdominales (recto mayor del abdomen, transverso abdominal y oblicuos mayor y menor) durante todo el ejercicio. No utilices ningún impulso.
- El cuello elongado, largo por detrás.
- Puedes utilizar el apoyo de los brazos contra el suelo siempre que no provoques la desestabilización de las escápulas. Con el tiempo y el aumento de la fuerza de los abdominales podrás realizar este ejercicio sin brazos.
- El apoyo final es sobre la parte alta de la espalda, no sobre el cuello.
- Respiración: Inhala en la posición de inicio y exhala mientras realizas la flexión y la elevación del tronco. Inhala suavemente cuando estés arriba y exhala cuando extiendes la columna (cuando bajas).

¿Cómo se hace?

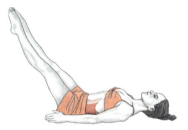

1. Desde la posición decúbito supino, con los brazos a ambos lados del costado y las piernas extendidas a media altura. 2. Realiza una flexión del tronco, progresiva y lenta, hasta que las piernas queden paralelas al suelo. 3. Desciende el tronco, vértebra a vértebra, hasta la posición inicial.

Adaptaciones

Puedes empezar el ejercicio desde una posición más elevada para la cadera, ya con el trabajo lumbar hecho (véase el ejercicio 29 del capítulo 3, «Ejercicios adaptados»).

Si el acortamiento de la cadena posterior o la falta de fuerza abdominal no permiten la elevación, acorta la palanca de las piernas flexionándolas (véase el ejercicio 20 del capítulo 3, «Ejercicios adaptados»).

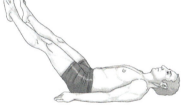

 Error de ejecución: Falta de elongación axial y estabilización escapular. Ocurre cuando no se trabaja desde el abdomen, sino desde la espalda. Las costillas se abren, la zona lumbar se redondea y aumenta el estrés, y los hombros se acercan a las orejas, sobrecargando la parte alta de la espalda y el cuello.

 Notas: El mayor reto del roll over es mantener la elongación axial, desde la cadera hasta el cuello, durante todo el ejercicio. Elevar el tronco a costa de perder los principios no servirá de nada, e incluso pueden producirse lesiones en el intento. No tengas prisa, el trabajo de articulación de la columna y fortaleza abdominal que aportan otros ejercicios acabará facilitando la realización de este tarde o temprano.

2. Con aro por dentro

Igual que en la variante anterior, se implican grupos musculares que no aparecían en el ejercicio original, en este caso los aductores, que tienen que estar activos para mantener el aro en las tibias, sin resbalar hacia la cadera.

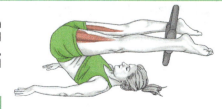

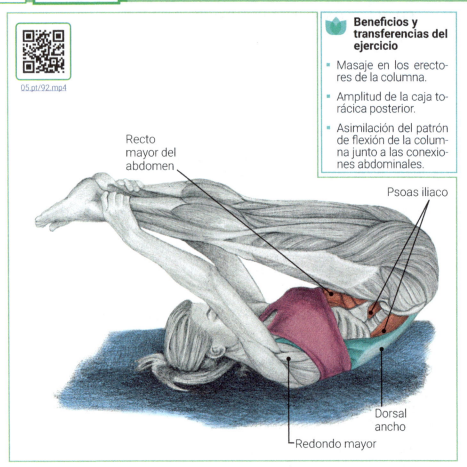

05.pt/92.mp4

Beneficios y transferencias del ejercicio

- Masaje en los erectores de la columna.
- Amplitud de la caja torácica posterior.
- Asimilación del patrón de flexión de la columna junto a las conexiones abdominales.

Recto mayor del abdomen

Psoas iliaco

Dorsal ancho

Redondo mayor

(i) Músculos implicados:

Musculatura dinámica: Los isquiotibiales, en su acción de extensores de la cadera, junto al psoas en la contracción excéntrica, son los impulsores durante la elevación.

Musculatura estabilizadora: El recto mayor del abdomen, el transverso abdominal, el dorsal ancho, el redondo mayor, los oblicuos abdominales y las fibras inferiores del trapecio mantienen la estabilización escapular y pélvica, y la flexión de la columna.

Otros: La musculatura extensora del cuello mantiene la cabeza inmóvil, y las fibras laterales del pectoral mayor ayudan en la estabilización de las escápulas.

Principal estiramiento: Erectores de la columna, glúteos e isquiotibiales.

* Notas: Este no es un ejercicio difícil en su ejecución, pero, al depender de la elasticidad de la cadena posterior, hay personas que no pueden hacerlo con fluidez o que incluso tienen que optar por otro similar. El ejercicio que más se parece y que sirve como progresión sería «rodar como una pelota» en su variante tónica, más sencillo y de menor nivel.

Claves para realizar bien este ejercicio

- Hay que prestar especial atención al principio de estabilización escapular.
- No ha de percibirse ningún impulso durante la ejecución, ha de parecer que rodar en esa postura es sencillo.
- La clave está en la articulación de la columna, dibujando una redondez perfecta, no exagerada (eso sería un error).
- Mantén los ojos abiertos, pues debido a los desequilibrios estructurales y musculares tendemos a perder la línea de rodamiento cuando no centramos la mirada en un punto concreto, sobre todo en este caso en el que tenemos una base tan inestable.
- Respiración: Inhala cuando vas hacia atrás y exhala durante la elevación.

¿Cómo se hace?

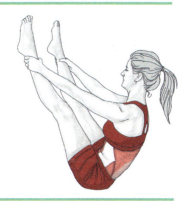

1. Desde sentado, agarra las piernas a la altura de los tobillos, con las rodillas extendidas.

2. Mantén la columna elongada, a la vez que ligeramente flexionada, mientras ruedas hacia atrás y hacia delante.

Adaptaciones

En este caso, la adaptación consiste en flexionar las rodillas. No tanto como en el ejercicio «rodar como una pelota», sino lo suficiente como para eliminar el freno ocasionado por la falta de elongación posterior.

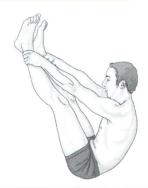

 Error de ejecución: Hipercifosis dorsal Cuando no se llega bien con las manos a los tobillos, por acortamiento de la cadena muscular posterior, se desestabilizan las escápulas y se aumenta la curva dorsal, generando una cifosis aumentada poco saludable para la espalda.

Variantes: 1. Con rodillas flexionadas y agarre de primer dedo del pie

Por un lado, las rodillas flexionadas facilitan la posición de trabajo, pero, por otro, el agarre del primer dedo del pie la dificulta. Esto es debido a la entrada en escena del estiramiento de los gemelos por acción de la flexión dorsal del tobillo.

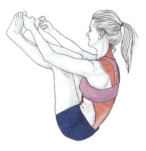

05.pt/96.mp4

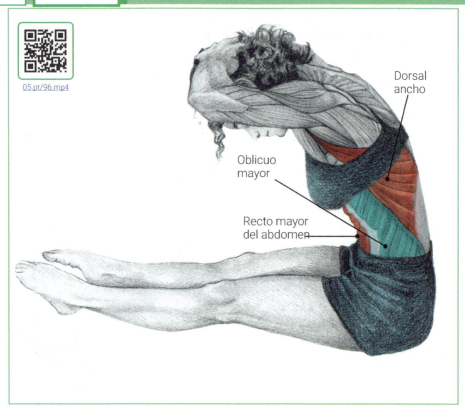

Dorsal ancho

Oblicuo mayor

Recto mayor del abdomen

Beneficios y transferencias del ejercicio

- Fortalecimiento de la musculatura elongadora de la columna.

- Disociación entre la flexión de la columna y la cadera neutra. Estas son dos partes del cuerpo próximas que no necesariamente han de hacer los mismos movimientos.

- Estiramiento global de la cadena posterior.

- Trabajo intenso del transverso abdominal y el psoas iliaco.

- Equilibrio muscular en el trabajo del dorsal ancho como flexor de la columna. No ha de quitarle el trabajo al recto mayor del abdomen, pero sí ha de ayudarle.

1. Desde la posición decúbito supino, con las piernas tan abiertas como el ancho de la cadera y las manos tras la nuca.

2. Eleva el tronco realizando una flexión de la columna vértebra a vértebra y manteniendo la elongación de la columna y las piernas extendidas.

3. Sigue flexionando el tronco hasta llegar a conseguir la posición principal del ejercicio «flexión de columna», de nivel 1, pero con las manos tras la nuca. Es una flexión del tronco hacia las piernas, manteniendo la cadera neutra.

4. Extiende la columna hasta su posición neutra, elongada, e inclínate hacia atrás (suave extensión de cadera).

5. Desde ahí, flexiona la columna y baja el tronco apoyando vértebra a vértebra en el suelo.

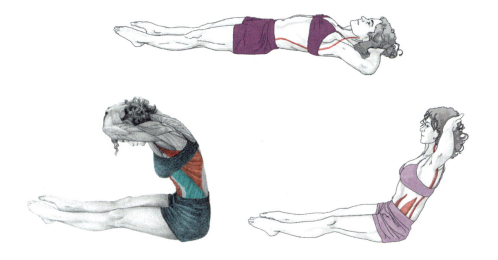

Variantes: 1. Twist

Realiza un giro del tronco, sin movimiento en la cadera, cuando estés en la posición de sedestación. Puedes elegir hacerlo antes de flexionar el tronco hacia las piernas o después, antes de extender la columna en la inclinación hacia atrás. Con esta variante se incluye el trabajo activo de los oblicuos abdominales.

Claves para realizar bien este ejercicio

- Mantén la elongación de la columna durante todo el ejercicio, como si quisieras aumentar la distancia entre vértebra y vértebra.
- La cadera realiza una ligera retroversión (redondeo) durante la elevación del tronco. Después, cuando ya se está sentado y durante la inclinación hacia atrás, se coloca en neutro, y para descender vuelve a realizar retroversión.
- La flexión del tronco, cuando ya se está sentado, no conlleva una flexión de la cadera, no es un estiramiento.
- Mantén los codos más abiertos que cerrados, pero sin tensión.
- Respiración: Inhala en posición decúbito supino, exhala mientras realizas la flexión del tronco en la elevación. Vuelve a inhalar en posición de sedestación y exhala en la flexión del tronco hacia las piernas. Inhala nuevamente en la extensión de la columna y la cadera y, finalmente, exhala mientras bajas el tronco vértebra a vértebra.

 Error de ejecución: Flexión de cadera. Flexionar la cadera en este ejercicio tendría sentido si se plantea como un estiramiento; de lo contrario, es un error que anula la disociación cadera neutra-columna móvil. Además, también se anula el trabajo del recto mayor del abdomen durante la flexión del tronco hacia las piernas.

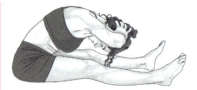

 Músculos implicados:

Musculatura dinámica: Principalmente, el recto mayor del abdomen en la flexión de la columna, y psoas iliaco en sus fibras lumbares; y los paravertebrales y el dorsal largo, en la elongación de la columna. El dorsal ancho entra en juego ayudando en la flexión de la columna si se juntan un poco los codos. El psoas iliaco trabaja en la contracción excéntrica durante la extensión de la cadera y la inclinación del tronco hacia atrás.

Musculatura estabilizadora: El transverso abdominal trabaja estabilizando la cadera, y los oblicuos abdominales, manteniendo cerradas las costillas. Las fibras inferiores del trapecio retienen las escápulas en su sitio. Los músculos largo y recto anterior del cuello actúan elongando la columna cervical.

Otros: Los transversoespinosos ayudan en la elongación axial, y los cuádriceps, en la extensión de las rodillas.

Principal estiramiento: Erectores de la columna.

Adaptaciones

Puede apoyarse la espalda en un arco para eliminar parte de la bajada y subida del tronco (véase el ejercicio 3 del capítulo 3, «Ejercicios adaptados»).

 Notas: En otros texto encontrarás este ejercicio con el nombre neck pull. En este libro lo hemos unido a roll up, dándole una mayor intensidad por su similitud en el patrón de movimiento. Casi todo el neck pull sigue las premisas de un roll up en cuanto a la articulación de la columna, excepto en la novedad de inclinar el tronco con extensión de la cadera. Por esta razón, el roll up sería el ejercicio de progresión hacia el neck pull. Elevarse con las manos tras la nuca, siendo correcto en el gesto técnico, es sumamente intenso para la musculatura abdominal. No es un ejercicio difícil de realizar, sino intenso.

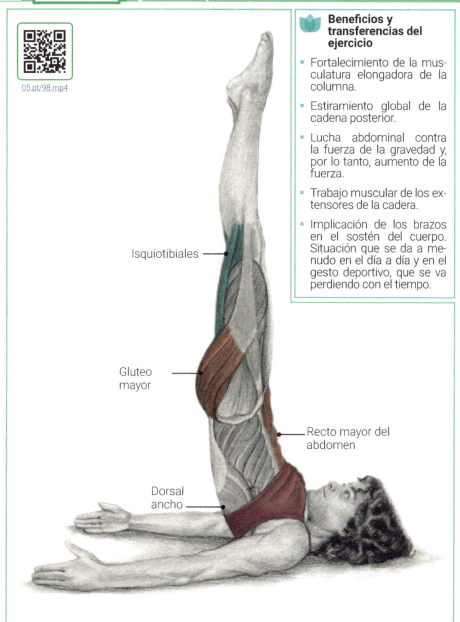

05.pt/98.mp4

Isquiotibiales

Gluteo mayor

Recto mayor del abdomen

Dorsal ancho

Beneficios y transferencias del ejercicio

- Fortalecimiento de la musculatura elongadora de la columna.

- Estiramiento global de la cadena posterior.

- Lucha abdominal contra la fuerza de la gravedad y, por lo tanto, aumento de la fuerza.

- Trabajo muscular de los extensores de la cadera.

- Implicación de los brazos en el sostén del cuerpo. Situación que se da a menudo en el día a día y en el gesto deportivo, que se va perdiendo con el tiempo.

 Notas: Los apoyos invertidos en el método pilates son de corta duración; de hecho, solo hay que marcar la postura e, inmediatamente, deshacerla. Son ejercicios de pocas repeticiones, pero fluidas y encadenadas, sin descanso durante su ejecución. Ha de evitarse el impulso y la posibilidad de apoyar sobre el cuello por falta de control; de ahí la importancia del trabajo abdominal junto al de la cadena posterior, en este caso los glúteos y los isquiotibiales.

Claves para realizar bien este ejercicio

- Mantén el trabajo de los cuatro grupos abdominales (recto mayor del abdomen, transverso abdominal y oblicuos mayor y menor) durante todo el ejercicio. No utilices impulso en ninguna de las fases del ejercicio.
- El cuello ha de permanecer elongado, largo, por detrás.
- Utiliza el apoyo de los brazos contra el suelo. Sentirás un gran trabajo de los tríceps.
- El apoyo final es sobre la parte alta de la espalda, no sobre el cuello.
- La inclinación del tronco en diagonal es mínima, únicamente la necesaria para no utilizar el cuello como apoyo final.
- **Respiración:** Inhala en posición de inicio, y exhala mientras realizas la flexión del tronco y sitúas las piernas paralelas al suelo. A continuación, inhala sin cambiar la posición conseguida y exhala al realizar la elevación. Inhala volviendo a la posición principal del *roll over* y exhala al deshacerla, hasta llegar a la posición inicial.

¿Cómo se hace?

1. Desde la posición decúbito supino, con los brazos a los lados, las piernas extendidas hacia el techo y la cadera neutra.
2. Realiza una flexión de la columna, vértebra a vértebra, hasta que las piernas queden paralelas al suelo.
3. Extiende la columna y la cadera elevando las piernas al techo, dirigiéndolas en parte hacia la diagonal. El apoyo queda sobre la zona alta de la espalda y los brazos.
4. Flexiona la columna y la cadera para volver a la posición 2.
5. Extiende la columna, vértebra a vértebra, hasta la posición inicial, con el sacro apoyado y la cadera neutra.

Adaptaciones

Puede empezarse el ejercicio desde una posición más elevada para la cadera, ya con el trabajo lumbar hecho. En este caso, las repeticiones han de ser muy pocas debido a la dificultad de bajar el cuerpo sin llegar al punto de cadera neutra (véase el ejercicio 29 del capítulo 3, «Ejercicios adaptados»).

 Músculos implicados:

Musculatura dinámica: Principalmente, el recto mayor del abdomen en la flexión de la columna, y el psoas iliaco en la flexión de la cadera; los paravertebrales y el dorsal largo en la elongación de la columna; y los isquiotibiales y el glúteo mayor en la extensión de la cadera durante la elevación.

Musculatura estabilizadora: El transverso abdominal trabaja estabilizando la cadera, y los oblicuos abdominales manteniendo cerradas las costillas. Las fibras inferiores del trapecio mantienen la escápula en su sitio y los hombros lejos de las orejas. Los músculos largo y recto anterior del cuello actúan elongando la columna cervical.

Otros: Los transversoespinosos ayudan en la elongación axial, y los tríceps trabajan intensamente en la estabilización del cuerpo durante la elevación y el mantenimiento de la postura final.

Principal estiramiento: Erectores de la columna, glúteos e isquiotibiales.

> **Error de ejecución:** Apoyo cervical. En el método pilates no se utilizan los apoyos invertidos sobre el cuello porque se pierde la elongación axial. En este caso, hacerlo sería un error que, pese a mantenerse la estabilidad, hace que el ejercicio pierda todo su objetivo muscular.

Variantes: 1. Con las rodillas flexionadas

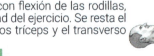

El ejercicio se realiza de la misma forma, pero con flexión de las rodillas, lo que reduce bastante la intensidad y la dificultad del ejercicio. Se resta el trabajo de los glúteos y de los isquiotibiales, y los tríceps y el transverso abdominal también trabajan menos.

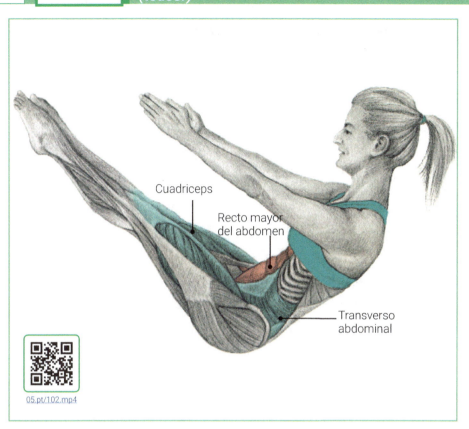

Cuadriceps

Recto mayor del abdomen

Transverso abdominal

05.pt/102.mp4

🪷 Beneficios y transferencias del ejercicio

- Estiramiento global de la cadena posterior.
- Aumento de la fuerza abdominal por resistencia a la fuerza de la gravedad.
- Disociación entre el tren inferior, que se mantiene inmóvil, y el tren superior, que se moviliza.
- Disociación entre el ligero redondeo de la zona lumbar y la elongación del resto de la columna.

Claves para realizar bien este ejercicio

- Mantén activo el trabajo de los cuatro grupos abdominales (recto mayor del abdomen, transverso abdominal y oblicuos mayor y menor) durante todo el ejercicio.
- Eleva el tronco sin impulso, articulando la columna, sacando la energía fibra a fibra de la musculatura abdominal.
- Mantén el cuello elongado, largo por detrás.
- Al elevar el tronco, piensa también en elevar las piernas, aunque no las muevas. Esta intención hará que no se caigan hacia el suelo.
- Conserva la elegancia en todo momento, porque si no hay elongación no hay un buen teaser.
- Respiración: Inhala en los momentos de menor intensidad (posición de tumbado y durante el mantenimiento del teaser) y exhala durante las bajadas y subidas del tronco.

¿Cómo se hace?

1. Desde la posición decúbito supino, con los brazos a los lados y las piernas extendidas a media altura, en diagonal.

2. Realiza una elevación del tronco, desde la cabeza hasta la cadera, intentando no mover las piernas. Los brazos se colocan paralelos a las piernas. Busca un ángulo de 90 grados entre las piernas y el tronco.

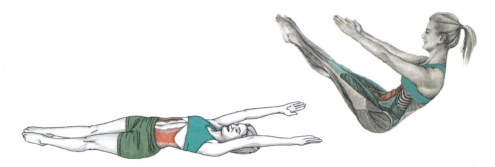

Variantes: 1. Con una sola pierna

Esta modalidad de ejecución reduce sensiblemente la intensidad del esfuerzo y puede ser un buen ejercicio final en la progresión de aprendizaje del teaser. En sí mismo es muy similar al teaser original, y la diferencia, desde el punto de vista muscular, es que se nota más el trabajo de los oblicuos abdominales menor y mayor del lado de la pierna elevada.

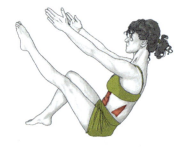

Se puede empezar el ejercicio desde una posición más elevada para la cadera, ya con el trabajo lumbar hecho (véase el ejercicio 29 del capítulo 3, «Ejercicios adaptados»).

Si el acortamiento de la cadena posterior o la falta de fuerza abdominal no permiten la elevación, se puede acorta la palanca de las piernas flexionándolas (véase el ejercicio 20 del capítulo 3, «Ejercicios adaptados»). La variante 1 también sirve como adaptación.

 Músculos implicados:

Musculatura dinámica: Principalmente, el recto mayor del abdomen en la flexión de la columna; el psoas iliaco y el transverso abdominal en la flexoextensión de la cadera; los paravertebrales y el dorsal largo en la elongación de la columna.

Musculatura estabilizadora: Los oblicuos abdominales trabajan manteniendo cerradas las costillas. Las fibras inferiores del trapecio mantienen la escápula en su sitio y los hombros lejos de las orejas. Los músculos largo y recto anterior del cuello actúan elongando la columna cervical.

Otros: Los transversoespinosos ayudan en la elongación axial, y los cuádriceps, en el mantenimiento de la extensión de las rodillas.

Principal estiramiento: Glúteos e isquiotibiales.

Error de ejecución: Hipercifosis dorsal.

Ocurre cuando se trabaja en exceso con el recto mayor del abdomen para flexionar la columna, en lugar de buscar una elongación de la misma. Al mismo tiempo, los brazos se adelantan excesivamente causando desestabilización escapular y, seguramente, traslación frontal de la cabeza.

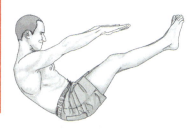

Notas: Puede llegarse al teaser más fácilmente si se realiza una progresión adecuada, que podría ser: preparación abdominal, media rueda, roll up y la variante de teaser con una pierna. Con estos ejercicios previos, la columna se calienta, aumenta su articulación, los abdominales se van preparando y el gesto de elevación del tronco queda asimilado e integrado con mayor facilidad.

2. Apoyando sobre una *fitball*

Parte de una posición tumbado supino, con las rodillas flexionadas y los pies apoyados en la pelota. Eleva el tronco al mismo tiempo que vas extendiendo las piernas, empujando la fitball hacia delante y apoyando más firmemente los pies en ella. La fitball absorbe el peso del tren inferior y facilita la ejecución del ejercicio. Es muy importante que la realización sea simultánea, porque si no esta variante puede suponer un aumento de la dificultad.

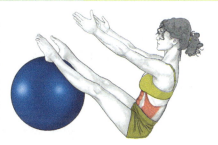

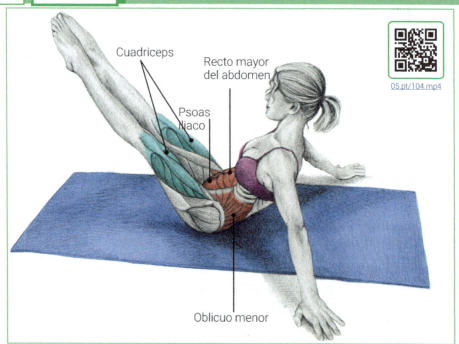

Cuadriceps

Recto mayor
del abdomen

Psoas
Iliaco

05.pt/104.mp4

Oblicuo menor

 Beneficios y transferencias del ejercicio

- Estiramiento global de la cadena posterior.
- Aumento de la fuerza abdominal por resistencia a la fuerza de la gravedad.
- Disociación entre tren inferior, que se mueve, y el tren superior, que se mantiene inmóvil. Todo ello dominado por la energía abdominal.
- Disociación entre el ligero redondeo de la zona lumbar y la elongación del resto de la columna.
- Transferencia a los movimientos en los que primero nos sentamos y luego hay que colocar las piernas, como, por ejemplo, al entrar en un coche.

 Músculos implicados:

Musculatura dinámica: Los oblicuos abdominales trabajan realizando los desplazamientos laterales de las piernas, el oblicuo menor del lado al que van las piernas y el mayor del lado contrario. Los paravertebrales y el dorsal largo elongan la columna.

Musculatura estabilizadora: Los oblicuos abdominales mantienen cerradas las costillas. El psoas iliaco y el transverso abdominal retienen la flexión de la cadera. Las fibras inferiores del trapecio estabilizan la escápula y los hombros lejos de las orejas. Los músculos largo y recto anterior del cuello actúan elongando la columna cervical.

Otros: Los transversoespinosos ayudan en la elongación axial, y los cuádriceps en el mantenimiento de la extensión de las rodillas. El dorsal ancho del lado al que van las piernas se activa suavemente.

Principal estiramiento: Cuadrado lumbar y abductores contrarios al giro.

 Notas: La dificultad de la rotación de cadera es la disociación entre el tren superior y el tren inferior, manteniendo la estabilización escapular y la elongación axial. Es un ejercicio intenso para el trabajo de la musculatura abdominal. Realizado correctamente, no es agresivo para la zona lumbar, pero esta correcta realización requiere un trabajo previo. De ahí que se considere un ejercicio de nivel 2.

Claves para realizar bien este ejercicio

- El cuello debe permanecer elongado, largo por detrás.
- Imagina un «corte» por debajo de las costillas, que es desde donde debe generarse el movimiento del tren inferior.
- Las figuras se «dibujan» en el abdomen y se proyectan hacia las piernas, reproduciendo el dibujo en la pared más lejana.
- Respiración: Ordena la respiración a tu conveniencia. Puedes inhalar durante dos repeticiones y exhalar durante las dos siguientes, o, bien, inhalar a un lado y exhalar al otro. Si decides esta última opción tendrás que realizar la segunda serie de repeticiones en el sentido contrario.

¿Cómo se hace?

1. Desde la posición sentado, inclina el tronco hacia atrás, apoya las manos en el suelo con una ligera flexión de los codos y eleva las piernas con un ángulo de 90 grados en relación con el tronco (posición teaser).

2. Moviliza el tren inferior a derecha e izquierda (haciendo un dibujo de semi-círculo), sin provocar por ello un movimiento en la parte superior del tronco.

3. Dibuja distintas figuras con el desplazamiento de las piernas, como, por ejemplo, infinitos, cuadrados, círculos, etc.

Adaptaciones

Si el acortamiento de la cadena posterior o la falta de fuerza abdominal no permiten la elevación, puede acortarse la palanca de las piernas mediante su flexión. En este caso, la adaptación es también la variante.

Si cuesta mantener el tronco elongado, se pueden apoyar los antebrazos. Así se evitará desestabilizar las escápulas (véase el ejercicio 28 del capítulo 3, «Ejercicios adaptados»).

 Error de ejecución: Pérdida de elongación. Ocurre cuando el trabajo del transverso abdominal, los oblicuos abdominales y el psoas no son suficientes y ha de mantenerse la columna elevada, pero flexionada por acción del recto mayor del abdomen. El recto mayor es el más fuerte de los abdominales y se suele echar mano de él cuando fallan los demás. En este caso es mejor hacer series más cortas.

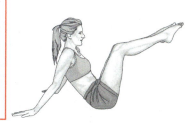

Variantes: 1. Con las rodillas flexionadas

Al acortar la palanca del tren inferior se reduce notablemente la intensidad del ejercicio. Sin embargo, flexionar las rodillas aumenta la dificultad del mismo porque entra en juego otra disociación nueva. Esta variante disminuye el trabajo de casi la totalidad de la musculatura implicada, exceptuando los oblicuos.

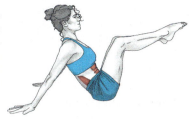

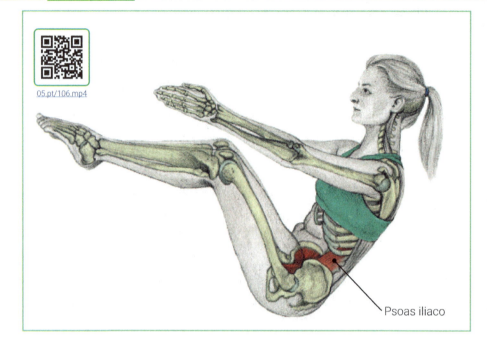

05.pt/106.mp4

Psoas iliaco

 Beneficios y transferencias del ejercicio

- Estiramiento global de la cadena posterior.
- Aumento de la fuerza abdominal por resistencia a la fuerza de la gravedad.
- Disociación entre el tren inferior y el tren superior.
- Disociación entre el ligero redondeo de la zona lumbar y la elongación del resto de la columna.
- Disociación entre la rotación del tronco y la estabilización de la cadera.

 Notas: Las disociaciones son necesarias y requieren un tiempo de aprendizaje. Piensa que tu cuerpo puede trabajar por partes, unas estabilizando y otras dinamizando. Para conseguirlo hay que intentar «frenar» esas partes que se han de mantener inmóviles, y eso exige mucha atención neuromuscular. No en vano, este es un ejercicio avanzado, de nivel 3.

 Músculos implicados:

Musculatura dinámica: Principalmente el recto mayor del abdomen en la flexión de la columna; el psoas iliaco y el transverso abdominal en la flexoextensión de la cadera; los paravertebrales y el dorsal largo en la elongación de la columna.

Musculatura estabilizadora: Los oblicuos abdominales trabajan manteniendo cerradas las costillas. Las fibras inferiores del trapecio mantienen la escápula en su sitio, y los hombros lejos de las orejas. Los músculos largo y recto anterior del cuello actúan elongando la columna cervical.

Otros: Los transversoespinosos ayudan en la elongación axial y los cuádriceps en el mantenimiento de la extensión de las rodillas.

Principal estiramiento: Glúteos e isquiotibiales.

Claves para realizar bien este ejercicio

- Mantén activo el trabajo de los cuatro grupos abdominales (recto mayor del abdomen, transverso abdominal y oblicuos mayor y menor) durante todo el ejercicio.
- Eleva el tronco sin impulso, articulando la columna, sacando la energía fibra a fibra de la musculatura abdominal.
- Mantener el cuello elongado, largo por detrás.
- Al elevar el tronco, piensa también en elevar las piernas, aunque no las muevas. Esta intención hará que no se caigan hacia el suelo.
- En todo momento conserva un movimiento y una postura elegante, porque si no hay elongación no hay un buen teaser.
- Respiración: Inhala en los momentos de menor intensidad (decúbito supino y mantenimiento del teaser) y exhala durante las bajadas y subidas del tronco.

¿Cómo se hace?

Teaser series es un teaser (ejercicio 9 de nivel 2 de la categoría abdominal) avanzado debido a la dificultad que supone mantener la disociación entre el tren superior y el tren inferior mientras uno u otro se moviliza. Las series se componen de tres ejercicios diferentes y separados que se realizan cuando el teaser está hecho. Cada ejercicio se repite varias veces y, si se quiere, pueden unirse para construir un encadenamiento de alto nivel.

1. easer oblicuo. Mantén las piernas y la cadera inmóviles mientras rotas el tronco.
2. Teaser de cadera. Mantén el tronco inmóvil mientras flexionas y extiendes la cadera, con las rodillas siempre flexionadas en un ángulo de 90 grados.
3. Teaser de cadera y rodillas. Mantén el tronco inmóvil mientras flexionas y extiendes la cadera y las rodillas, realizando acercamientos y alejamientos de estas últimas al pecho.

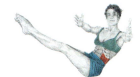 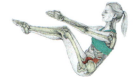 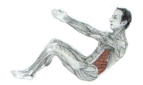

Adaptaciones

Puedes empezar el ejercicio desde una posición más elevada para la cadera, ya con el trabajo lumbar hecho (véase el ejercicio 29 del anexo 1, «Ejercicios adaptados»).

Si el acortamiento de la cadena posterior o la falta de fuerza abdominal no permiten la elevación, acorta la palanca de las piernas, flexionándolas, al menos una vez (véase la variante 1 del ejercicio teaser de nivel 2 de la categoría abdominal).

 Error de ejecución: Desestabilización pélvica. Ocurre cuando la disociación no se ha producido, es decir, cuando se piensa que en el ejercicio han de participar todos los grupos musculares moviéndose. Este concepto del movimiento es insuficiente en el método pilates pues unos mueven, otros estabilizan, otros ayudan y otros estiran, y todo lo hacen a la vez.

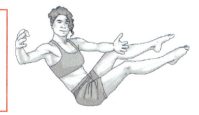

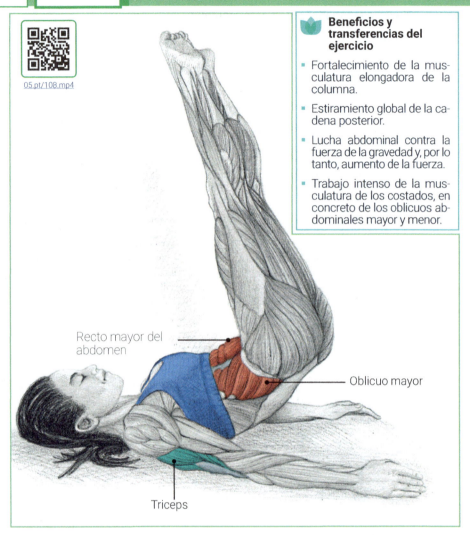

05.pt/108.mp4

Beneficios y transferencias del ejercicio

- Fortalecimiento de la musculatura elongadora de la columna.

- Estiramiento global de la cadena posterior.

- Lucha abdominal contra la fuerza de la gravedad y, por lo tanto, aumento de la fuerza.

- Trabajo intenso de la musculatura de los costados, en concreto de los oblicuos abdominales mayor y menor.

Recto mayor del abdomen

Oblicuo mayor

Triceps

 Músculos implicados:

Musculatura dinámica: Principalmente, el recto mayor del abdomen en la flexión de la columna, y los oblicuos abdominales en las rotaciones; el psoas iliaco y el cuádriceps en la flexión de la cadera y la extensión de las rodillas; y los paravertebrales y el dorsal largo en la elongación de la columna.

Musculatura estabilizadora: El transverso abdominal trabaja estabilizando la cadera, y los oblicuos abdominales, manteniendo cerradas las costillas. Las fibras inferiores del trapecio mantienen la escápula en su sitio y los hombros lejos de las orejas. Los músculos largo y recto anterior del cuello actúan elongando la columna cervical.

Otros: Los transversoespinosos ayudan en la elongación axial, y los tríceps colaboran durante todo el ejercicio, pero no deben formar parte de la musculatura principal.

Principal estiramiento: Erectores de la columna, los glúteos y los isquiotibiales.

Claves para realizar bien este ejercicio

- Mantén el trabajo de los cuatro grupos abdominales (recto mayor del abdomen, transverso abdominal y oblicuos mayor y menor) durante todo el ejercicio.
- Activa los oblicuos de un lado y de otro, alternativamente, mientras realizas las rotaciones del tronco.
- Si es necesario, utiliza los brazos para estabilizar la postura del cuerpo.
- Realiza el movimiento de rotación «dentro de ti mismo», como si estuvieras metido en una caja y no pudieras tocar las paredes con las piernas.
- El cuello debe estar elongado, largo por detrás.
- El apoyo final es sobre la parte alta de la espalda, no sobre el cuello.
- Respiración: Inhala en posición de inicio, exhala mientras realizas la flexión y la elevación del tronco. Vuelve a inhalar suavemente en la posición de flexión completa y exhala cuando bajas mientras realizas las rotaciones.

¿Cómo se hace?

1. Desde decúbito supino, con los brazos a ambos lados del costado y las piernas extendidas en un ángulo de cadera abierto más de 90 grados.

2. Realiza una flexión del tronco, progresiva y lenta, hasta que las piernas queden paralelas al suelo.

3. Desciende el tronco, vértebra a vértebra, hasta la posición inicial, realizando pequeñas rotaciones del mismo durante la bajada.

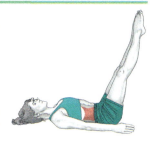

 Notas: El *roll over* podría ser una buena progresión para este ejercicio debido a que el desarrollo es similar, pero de menor intensidad y complejidad. Lógicamente, para llegar a hacer un *roll over* correcto hay que hacer también una progresión adecuada.

Adaptaciones

Puede empezarse el ejercicio desde una posición más elevada para la cadera, ya con el trabajo lumbar hecho (véase el ejercicio 29 del anexo 1, «Ejercicios adaptados»).

Si el acortamiento de la cadena posterior o la falta de fuerza abdominal no permiten la elevación, puede acortarse la palanca de las piernas, flexionándolas (véase el ejercicio 20 del anexo 1, «Ejercicios adaptados»).

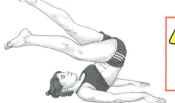

 Error de ejecución: Exceso de giro y pérdida de la estabilidad. Ocurre cuando no se activa suficientemente la musculatura abdominal y se saca el movimiento de la espalda. También puede ocurrir por un exceso de impulso y falta de control en la elevación de las piernas y la flexión del tronco.

Variantes: 1. Con un aro por dentro

El ejercicio se realiza de la misma forma, pero la presencia del aro implica más trabajo muscular, en concreto de los aductores. Estos tienen que estar siempre activos para que el aro no se caiga.

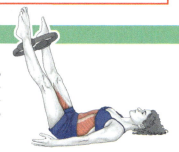

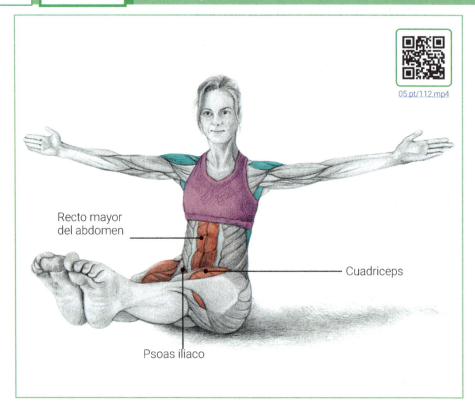

05.pt/112.mp4

Recto mayor del abdomen

Cuadriceps

 Psoas ilíaco

Beneficios y transferencias del ejercicio

- Fortalecimiento de la musculatura estabilizadora de la columna.
- Estiramiento global de la cadena posterior.
- Lucha abdominal contra la fuerza de la gravedad y, por lo tanto, aumento de la fuerza.
- Claro representante del principio de integración.
- Un reto para el practicante avanzado.

¿Cómo se hace?

1. Desde la posición de sentado, con las piernas extendidas, el tronco flexionado y los brazos relajados a los lados.

2. Realiza la fase de descenso del roll up y enlázalo con un roll over, quedándote con las piernas paralelas al suelo.

3. Deshaz el roll over y enlaza con un teaser a mitad de camino.

4. Mantén el teaser mientras realizas una circunducción con los brazos.

5. Apoya las piernas en el suelo mientras los brazos terminan de «circular» y quedan paralelos al suelo, con flexión del tronco.

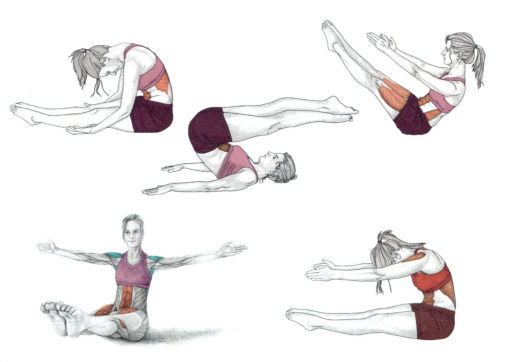

Variantes: 1. Elevación de los brazos

En lugar de realizar una circunducción con los brazos, estos se pueden elevar únicamente durante la posición 4. Como es un gesto más sencillo, se controlará mejor el cierre de las costillas; además, el tiempo de mantenimiento del teaser y la dificultad de todo el ejercicio es menor.

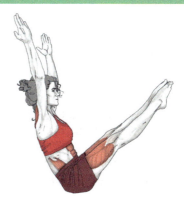

Claves para realizar bien este ejercicio

- Mantén el trabajo de los cuatro grupos abdominales (recto mayor del abdomen, transverso abdominal y oblicuos mayor y menor) durante todo el ejercicio. No utilices impulso en ninguna de las fases del ejercicio.

- Sostén el peso de las piernas con la fuerza del psoas y el transverso abdominal.

- El apoyo final es sobre la parte alta de la espalda, no sobre el cuello.

- Para dominar este ejercicio es necesario dominar todos los que lo componen.

- **Respiración:** Inhala en posición de inicio, exhala durante la posición 2 y vuelve a inhalar al final de esta. A continuación, exhala mientras subes el teaser, inhala al realizar la circunducción de brazos y exhala durante la parte final del ejercicio.

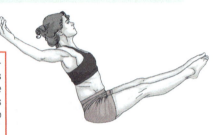

 Error de ejecución: Hiperextensión de columna. Ocurre al realizar el círculo con los brazos porque se abren las costillas. Si se conectan más fuertemente los oblicuos abdominales se contrarrestará ese gesto negativo para la espalda.

 Error de ejecución: Flexión de cadera. Al finalizar el ejercicio ha de flexionarse el tronco, no la cadera, pues esta ha de mantenerse neutra en todo momento.

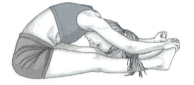

Adaptaciones

Todas las que se han ido viendo para los ejercicios que forman parte de este ejercicio integral.

 Notas: En la explicación del ejercicio se han mostrado varios ejercicios de manera analítica. No obstante, han de realizarse todos juntos de manera dinámica, fluida y armoniosa.

 Músculos implicados:

Musculatura dinámica: El recto mayor del abdomen realiza la flexión del tronco. El transverso abdominal y el psoas intervienen en la flexoextensión de la cadera. La musculatura del hombro interviene de manera cambiante durante el movimiento de los brazos.

Musculatura estabilizadora: Los oblicuos trabajan manteniendo las costillas cerradas cuando se realiza la circunducción de los brazos. Los cuádriceps mantienen extendidas las rodillas.

Otros: Cuadrado lumbar, dorsal ancho y pectorales.

Principal estiramiento: Erectores de la columna, lumbares, glúteos e isquiotibiales.

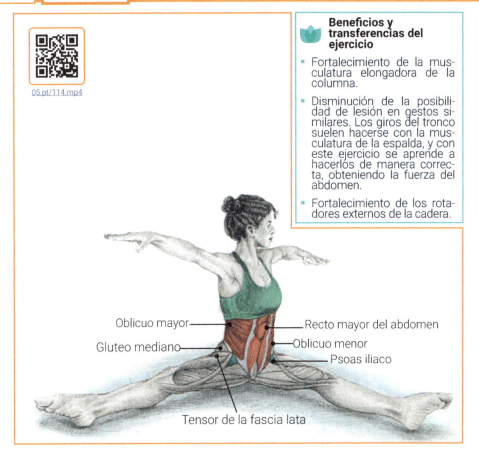

05.pt/114.mp4

Beneficios y transferencias del ejercicio

- Fortalecimiento de la musculatura elongadora de la columna.

- Disminución de la posibilidad de lesión en gestos similares. Los giros del tronco suelen hacerse con la musculatura de la espalda, y con este ejercicio se aprende a hacerlos de manera correcta, obteniendo la fuerza del abdomen.

- Fortalecimiento de los rotadores externos de la cadera.

Oblicuo mayor — Recto mayor del abdomen

Gluteo mediano — Oblicuo menor

Psoas iliaco

Tensor de la fascia lata

 Músculos implicados:

Musculatura dinámica: Principalmente, los oblicuos abdominales mayor y menor, realizando el giro del tronco; los paravertebrales y el dorsal largo, elongando la columna.

Musculatura estabilizadora: El recto mayor del abdomen le da sostén al tronco, y el transverso abdominal trabaja estabilizando la cadera. Las fibras inferiores del trapecio mantienen la escápula en su sitio; por lo tanto, su acción es la de estabilizar la cintura escapular.

Otros: El psoas, el tensor de la fascia lata y el glúteo mediano son los responsables de mantener la estabilización de la cintura pélvica.

Principal estiramiento: Cuadrado lumbar del lado contrario del giro e isquiotibiales.

✱ Notas: Si no puedes sentarte con las piernas extendidas, puedes hacerlo sobre un cojín, como se ha indicado en las adaptaciones. No obstante, también puedes flexionar las rodillas tanto como sea necesario, mientras mantengas la cadera neutra. Este aspecto es imprescindible para la elongación de la columna.

Recuerda: no tiene sentido hacer un twist, ni ningún ejercicio, sin aplicar los principios del método pilates. En este caso, los principios implicados son los de elongación de la columna, estabilización escapular y estabilización pélvica.

Claves para realizar bien este ejercicio

- Crece hacia el techo con la fontanela.
- Para elongarse hacia arriba es necesario cerrar las costillas y conectar el ombligo, además de imaginar que las vértebras se van separando una de otra, dejando más y más espacio entre los discos intervertebrales.
- Respiración: Inhala durante la ejecución de la rotación y exhala mientras vuelves al centro. Este patrón respiratorio te facilitará la ejecución del ejercicio.

¿Cómo se hace?

1. Desde sentado, con la cadera neutra, la columna elongada, y las piernas y los brazos abiertos.

2. Gira el tronco, manteniendo la elongación de la columna y los brazos abiertos.

3. Deshaz el giro con las mismas condiciones y gira al otro lado. La cadera ha de mantenerse neutra y estabilizada durante todo el ejercicio. Para que esto se cumpla es necesario que los dos isquiones estén igual de apoyados en el suelo, y las dos piernas igual de extendidas.

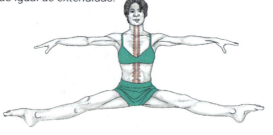

Adaptaciones

Si tiene dificultad para sentarse con las piernas extendidas, se puede elevar la altura del apoyo sentándose sobre un cojín (véase el ejercicio 7 del capítulo 3, «Ejercicios adaptados»).

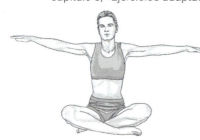

 Error de ejecución: Hombros a las orejas. Desestabilización de la cintura escapular al elevar los hombros. Este gesto causa sobrecarga en la región cervical y la parte alta de la espalda, sobre todo en las fibras altas del trapecio.

Variantes: 1. Con banda elástica

Desde sentado, sobre una banda elástica y en postura de «indio», realiza los giros contra la resistencia de la banda. La intensidad del ejercicio aumenta cuanto más corta sea dicha banda. No enrolles la goma en la mano y métela toda dentro del puño, así no se corta la circulación. Exhala en la fase de lucha contra la tensión de la banda elástica e inhala en la fase contraria, la menos intensa.

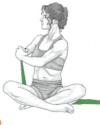

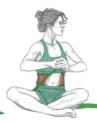

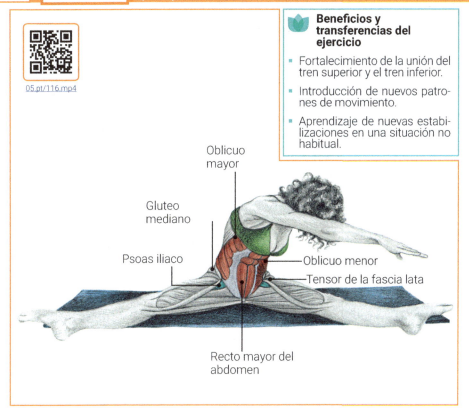

05.pt/116.mp4

Beneficios y transferencias del ejercicio

- Fortalecimiento de la unión del tren superior y el tren inferior.
- Introducción de nuevos patrones de movimiento.
- Aprendizaje de nuevas estabilizaciones en una situación no habitual.

Oblicuo mayor

Gluteo mediano

Psoas iliaco

Oblicuo menor

Tensor de la fascia lata

Recto mayor del abdomen

 Músculos implicados:

Musculatura dinámica: Principalmente, los oblicuos abdominales mayor y menor, que realizan el giro del tronco. Los paravertebrales y el dorsal largo elongan la columna.

Musculatura estabilizadora: El recto mayor del abdomen le da sostén al tronco y el transverso abdominal trabaja en la estabilización de la cadera. Los glúteos mediano y menor, el tensor de la fascia lata, el piramidal y el sartorio mantienen las piernas separadas (abducción). Las fibras inferiores del trapecio retienen la escápula en su sitio, y, por lo tanto, su acción es la de estabilizar la cintura escapular.

Otros: El glúteo mayor, el bíceps femoral, el piramidal y el cuadrado crural se ocupan de la rotación externa de la cadera.

Principal estiramiento: Cuadrado lumbar y glúteo mayor del lado contrario al giro. Isquiotibiales.

Notas: La sierra es un ejercicio tanto de cadera, glúteo y pierna como de abdomen, depende de la elongación de las cadenas musculares posteriores. En los ejercicios en sedestación se nota muchísimo esta diferenciación. Por esta razón, y teniendo en cuenta que una gran parte de la población sufre estos acortamientos, decidí incluir la sierra como ejercicio de esta zona del cuerpo. Sin embargo, no hay que olvidar que son los abdominales los que hacen posible la flexión del tronco y su rotación.

Claves para realizar bien este ejercicio

- Crece hacia el techo con la fontanela.
- Para crecer hacia el techo es necesario cerrar las costillas y conectar el ombligo, además de imaginar que las vértebras se van separando una de otra, dejando más y más espacio entre los discos intervertebrales.
- La cadera ha de mantenerse neutra y estabilizada durante todo el ejercicio. Para que esto se cumpla es necesario que los dos isquiones estén igual de apoyados en el suelo, y las dos piernas igual de extendidas.
- Respiración: Inhala desde la posición central hasta realizar la rotación y exhala mientras realizas la flexión del tronco. Inhala de nuevo al deshacer el ejercicio, vuelve al centro y realiza el giro al lado contrario. Exhala mientras realizas la flexión del tronco hacia ese otro lado.

¿Cómo se hace?

1. Desde la posición sentado, con la cadera neutra, la columna elongada, las piernas abiertas y los brazos abiertos.

2. Gira el tronco, manteniendo la elongación de la columna y los brazos abiertos.

3. Una vez realizado el giro, flexiona la columna, manteniendo la cadera inmóvil, sin flexión.

4. Deshaz el giro y la flexión, vértebra a vértebra.

5. Realiza el mismo gesto al otro lado, manteniendo la elongación de la columna en todo momento.

Adaptaciones

Si se tiene dificultad para sentarse con las piernas extendidas, puede elevarse la altura del apoyo sentándose sobre un cojín (véase el ejercicio 7 del capítulo 3, «Ejercicios adaptados»).

 Error de ejecución: Falta de elongación axial y desestabilización escapular. Desestabilización de la cintura escapular por la elevación de los hombros, y pérdida de la elongación axial, hundiéndose hacia el suelo. El primer gesto causa sobrecarga en la región cervical y la parte alta de la espalda, sobre todo en las fibras altas del trapecio. El segundo genera cizallamiento o excesiva fricción intervertebral durante la flexión y la rotación de la columna.

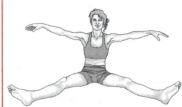

Variantes: 1. Con flexión de la cadera

En esta variante, flexionar la cadera no es un error, es un gesto buscado. Al hacerlo se trabajan los isquiotibiales, el glúteo y el cuadrado lumbar en estiramiento. Esta propuesta facilita la ejecución del ejercicio, pues mantener la cadera neutra cuando se flexiona el tronco, como se indica en la ejecución original, no es un hábito deportivo común.

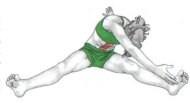

05.pt/118.mp4

Beneficios y transferencias del ejercicio

- Desarrollo de la musculatura de la espalda en una situación de mínima lucha contra la fuerza de la gravedad. Apropiado para quienes sufren patologías de la espalda.

- Aprendizaje de nuevos patrones de movimiento relacionados con la posición decúbito lateral, que es común en el gesto de incorporación de las personas mayores y afectados de espalda.

- Aumento de la propiocepción del trabajo de la musculatura lateral.

- Gran trabajo de los oblicuos abdominales sin ayuda del recto mayor del abdomen.

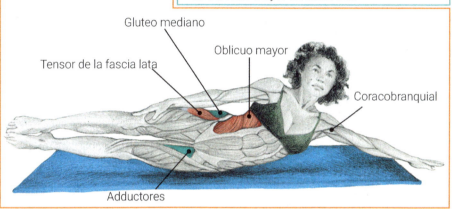

Gluteo mediano
Oblicuo mayor
Tensor de la fascia lata
Coracobranquial
Adductores

 Notas: Antes de lanzarse a hacer este ejercicio es necesario que se domine la serie lateral de piernas y la variante con las manos tras la nuca del ejercicio de patada lateral. Estos dos ejercicios entrenan la fuerza de los oblicuos en la flexión lateral del tronco, y la fuerza de los estabilizadores de la cintura escapular. De otra forma, puede llegar a sobrecargarse el trapecio.

 Músculos implicados:

Musculatura dinámica: El glúteo mediano y el tensor de la fascia lata realizan la abducción de la pierna. El glúteo mediano, el glúteo menor y el tensor de la fascia lata trabajan evitando la rotación externa que tiende a hacerse para sacar la fuerza del cuádriceps y del psoas. También trabajan el oblicuo menor del lado de la pierna que se eleva y el mayor del lado contrario. Y, finalmente, el tibial anterior, que produce la flexión del tobillo.

Musculatura estabilizadora: El transverso abdominal estabiliza la cadera. Los trapecios estabilizan la cintura escapular. Los extensores de la columna evitan la flexión del tronco durante la elevación de las piernas. El glúteo mayor mantiene la cadera extendida, junto con los isquiotibiales.

Otros: El cuádriceps de la pierna apoyada mantiene extendida la rodilla, así como el glúteo mayor y los isquiotibiales mantienen también extendido el lado de la cadera que se apoya en el suelo. Los serratos, el coracobraquial y el pectoral, en menor medida, mantienen la estabilidad del hombro de apoyo.

Principal estiramiento: Cuadrado lumbar del costado apoyado en el suelo.

Claves para realizar bien este ejercicio

- Imagina una línea, dibujada desde el dedo meñique de la mano y que pase por el costado y la pierna hasta el dedo meñique del pie. Apoya solo esa línea en el suelo, «recogiendo» todo lo demás.
- Intenta que el cuerpo esté extendido y siéntelo durante todo el ejercicio, sin abandonar la postura tónica que permite mantenerse apoyado sobre el costado.
- Pega las piernas con «pegamento», desde las ingles hasta los pies, en la elevación de las dos piernas.
- El tronco apenas se mueve; por lo tanto, la elevación de las piernas ha de ser muy limitada y controlada.
- Los hombros deben estar relajados para no generar sobrecarga en la parte alta de la espalda.
- Cuando se eleven las piernas ha de alargarse el cuello por detrás. La elongación cervical servirá para combatir la tendencia a flexionar la columna.
- Respiración: Inhala en posición neutra, exhala durante la elevación de una pierna, inhala juntando las piernas y exhala realizando la elevación conjunta.

¿Cómo se hace?

1. Desde la posición decúbito lateral, con el brazo, el cuerpo y las piernas completamente extendidos y la cabeza reposada sobre el brazo.

2. Eleva la pierna de trabajo unos diez centímetros más que el ancho de la cadera, mientras flexionas el tobillo.

3. Baja la pierna hasta rozar la otra, buscando siempre la elongación y el tono muscular.

4. Eleva las dos piernas extendidas y vuelve a bajarlas para iniciar el ejercicio con la elevación de una sola pierna.

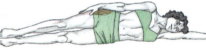

Adaptaciones

Acorta la palanca de las piernas realizando una flexión de la rodilla de apoyo, como se muestra en la variante 2 de este mismo ejercicio (véase el ejercicio 27 del anexo 1, «Ejercicios adaptados»).

También se puede flexionar la rodilla de la pierna dinámica e, incluso, aplicar las dos adaptaciones juntas.

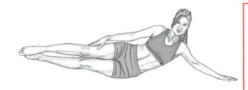

 Error de ejecución: Flexión de la cadera. Resultante de la falta de fuerza de los abdominales oblicuos. Cuando esto ocurre, se tiende a sacar esa fuerza del cuádriceps y del psoas iliaco, gesto que provoca necesariamente esa flexión de la cadera que anula, en gran medida, el beneficio del ejercicio.

Variantes: 1. Con la rodilla de apoyo flexionada

Esta variante reduce la intensidad del ejercicio porque solo se eleva una pierna. Un menor peso de la palanca de las piernas demanda menos energía de los oblicuos; además, como esta pierna lleva la rodilla flexionada, también desaparece el factor del equilibrio.

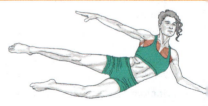

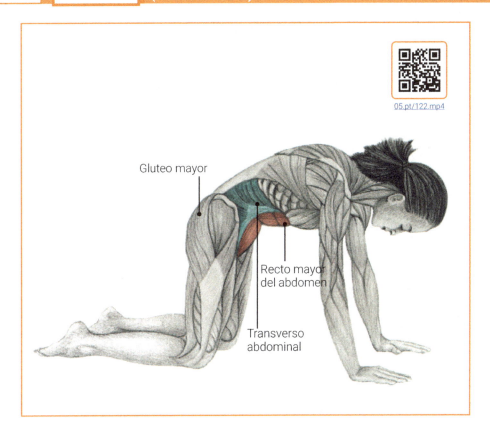

05.pt/122.mp4

Gluteo mayor

Recto mayor
del abdomen

Transverso
abdominal

 Beneficios y transferencias del ejercicio

- Flexibilidad general de la columna y, en particular, de la zona lumbar.
- Estabilización escapular en posición de cuadrupedia.
- Elimina el estrés de la espalda.
- Aumento suave de la energía, buen ejercicio para empezar el día.

Claves para realizar bien este ejercicio

- Mantén activada la parte baja del abdomen (transverso abdominal) durante todo el ejercicio.
- No muevas la cabeza, esta ha de acompañar al movimiento de la columna.
- Piensa en crecer hacia el techo y así no sobrecargarás tanto las muñecas, para ello has de activar todos los grupos abdominales y mantenerlos así durante todo el ejercicio.
- Intenta «separar» las rodillas y las manos del suelo en lugar de hundirte en el suelo.
- Respiración: Inhala durante la «silla de montar» y exhala durante el «lomo de gato».

¿Cómo se hace?

1. En cuadrupedia, con la columna neutra.
2. Realiza una flexión de la zona lumbar (arco) y, por extensión, de toda la columna.
3. Pasa lentamente a una extensión (redondeo) de la columna.

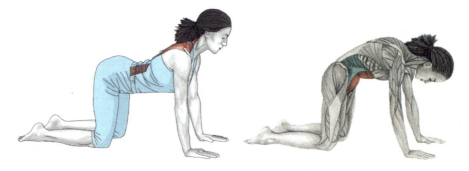

✳ Notas: Por regla general, debido al hábito de adelantar los hombros y «cargar la espalda», es muy fácil que se realice durante la fase de «lomo de gato» el redondeo de la zona dorsal. Por este motivo, hay que intentar no caer en esa tentación y prestar más atención al redondeo de la zona lumbar, que en la mayoría de las personas necesita ser estirada y articulada.

Variantes: 1. Superman

Desde la posición de cuadrupedia, eleva un brazo y la pierna contraria, elonga enormemente los dos y mantén el tronco como si quisieras despegarte del suelo. Con esta variante se añade el trabajo del glúteo de la pierna elevada y el deltoides posterior y superior del brazo elevado, así como los abdominales oblicuos de ese mismo lado.

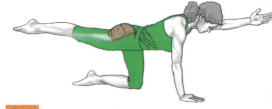

La variante 2 de este mismo ejercicio viene bien cuando hay dolor de muñecas. También se pueden colocar los antebrazos en el suelo como apoyo (véase el ejercicio 25 del capítulo 3, «Ejercicios adaptados»).

 Músculos implicados:

Musculatura dinámica: El cuadrado lumbar trabaja muy activamente durante la «silla de montar»; el recto mayor del abdomen, los oblicuos y el transverso abdominal, durante el «lomo de gato».

Musculatura estabilizadora: El transverso abdominal mantiene la cadera neutra en el paso del «lomo» a la «silla». El cuádriceps inmoviliza las rodillas en un ángulo de 90 grados, y los trapecios mantienen los hombros lejos de las orejas durante todo el ejercicio. Otros: El glúteo trabaja durante la flexión que se da en la cadera en el «lomo de gato».

Principal estiramiento: En el «lomo de gato» se estiran los erectores de la columna, dorsales y lumbares. En la «silla de montar» se estira suavemente el pectoral y, de manera excéntrica, el recto mayor del abdomen.

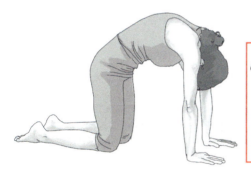

> ⚠️ **Error de ejecución:** Hipercifosis dorsal. Cuando se redondea demasiado la parte alta de la espalda, algo bastante fácil de que ocurra debido a los malos hábitos, se desestabilizan las escápulas y se acaba generando sobrecarga en la zona cervical y los trapecios.

2. Rezo árabe

Un forma de articular la columna sin el apoyo de las manos. Convierte tu cuerpo en una onda que sube y baja con ayuda de la flexoextensión de las rodillas. Busca una gran apertura en la bajada en «silla de montar», y un gran redondeo en la subida con el «lomo de gato». Con este variante se añade el trabajo de los cuádriceps.

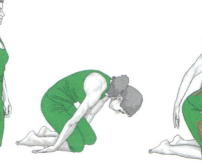

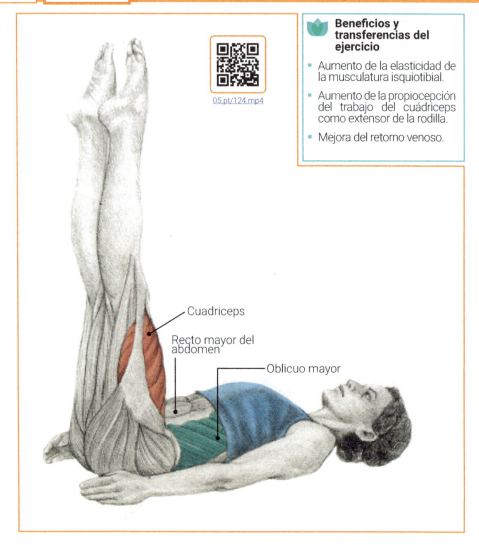

Beneficios y transferencias del ejercicio

- Aumento de la elasticidad de la musculatura isquiotibial.
- Aumento de la propiocepción del trabajo del cuádriceps como extensor de la rodilla.
- Mejora del retorno venoso.

05.pt/124.mp4

Cuadriceps

Recto mayor del abdomen

Oblicuo mayor

Variantes: **1. Natación**   **2. Bicicleta**

Realiza patadas de crol de manera continua, más grandes o pequeñas y a diferentes velocidades con cada serie. Se observará cómo aumenta la intensidad del ejercicio para los mismos grupos musculares que ya trabajaban en el ejercicio original.

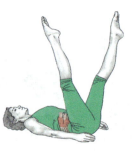

Útil para aumentar la flexibilidad de la cadera. Se sigue trabajando la misma musculatura del ejercicio original, pero con sensaciones diferentes.

Claves para realizar bien este ejercicio

- Extiende las rodillas sin llegar a bloquearlas. Para eso hay que pensar en originar el movimiento en los cuádriceps y no en las articulaciones.
- Mantén los muslos inmóviles, que no se alejen ni se acerquen al tronco.
- Imagina y provoca que la energía salga por los dedos de los pies.
- Relaja el cuello, los hombros y los brazos.
- Respiración: Inhala durante la flexión y exhala durante la extensión de las rodillas.

Notas: Si se enlaza el ejercicio original con las variantes y se organiza todo el conjunto en series de movimientos alternos, se obtendrá una combinación de elevada intensidad para las piernas y el abdomen, sobre todo para el transverso abdominal, difícil de sentir para la mayoría de los principiantes.

¿Cómo se hace?

1. Desde la posición decúbito supino, con las rodillas y la cadera flexionadas 90 grados.
2. Extiende por completo las rodillas y flexiónalas, de nuevo, hasta los 90 grados.

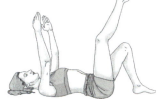

Adaptaciones

Puede colocarse un cojín bajo la cadera en caso de excesiva tensión para el psoas o acortamiento isquiotibial (véase el ejercicio 6 del capítulo 3, «Ejercicios adaptados»).

⚠️ **Error de ejecución:** Pérdida de la elongación axial. Dejar que la zona lumbar se arquee genera tensión en la espalda. La solución está en cerrar bien las costillas y conectar el transverso. Se trata de no perder la conexión abdominal presente en todos los ejercicios.

 Músculos implicados:

Musculatura dinámica: El cuádriceps es el responsable de la extensión de la rodilla.

Musculatura estabilizadora: Los oblicuos abdominales mantienen cerradas las costillas. El transverso abdominal y el psoas iliaco fijan la cadera en un suave imprinted o huella lumbar contra el suelo.

Otros: Recto mayor del abdomen y gemelos.

Principal estiramiento: Isquiotibiales.

3. Elevación de la cadera

Eleva unos centímetros la cadera, acercando las piernas al tronco, y deshaz la elevación. Esta ejecución supone más trabajo para las fibras inferiores del abdomen, aunque la sensación es global, porque el recto mayor asiste al resto de los músculos abdominales.

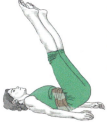

4. Flexoextensión de los tobillos

Implica el trabajo del gemelo en la extensión, y del tibial anterior en la flexión del tobillo. El resto de la musculatura trabaja igual que en el ejercicio original, excepto el cuádriceps, que mantiene todo el tiempo la rodilla en extensión.

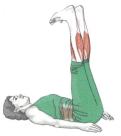

05.pt/128.mp4

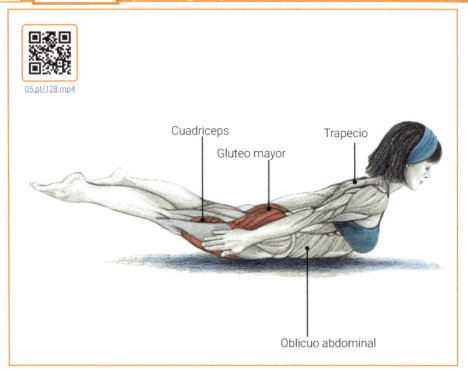

Cuadriceps

Gluteo mayor

Trapecio

Oblicuo abdominal

 Beneficios y transferencias del ejercicio

- Fortalecimiento de la zona lumbar en elongación.
- Fortalecimiento de la musculatura del cuello hacia el lado derecho e izquierdo (la cabeza se suele girar y apoyar hacia un solo lado).
- Aumento de la propiocepción del soporte abdominal en extensión.
- Trabajo de la rotación externa de los hombros.

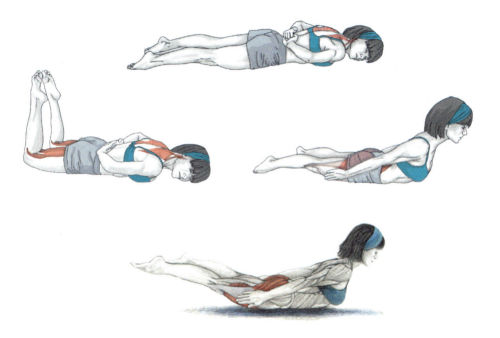

¿Cómo se hace?

1. Desde la posición decúbito prono, con los codos flexionados, las manos en la espalda y la cabeza girada hacia un lado.

2. Flexiona las rodillas hasta los 90 grados y deshaz el giro de la cabeza.

3. Eleva suavemente el tronco, extiende los brazos hacia atrás y alarga las piernas extendiendo las rodillas.

4. Aumenta la elevación del tronco y eleva también las piernas.

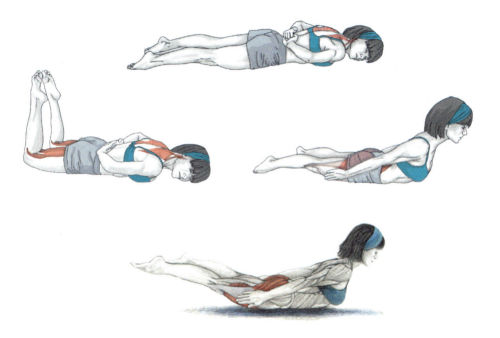

Variantes: 1. Con flexión y elevación de las rodillas en la posición 4

Eleva las piernas a la vez que flexionas las rodillas en el aire, intentando tocar con los talones el glúteo. No ha de ser una patada, sino un movimiento controlado, pero lleno de energía. Con esta variante aumentas el trabajo de los isquiotibiales.

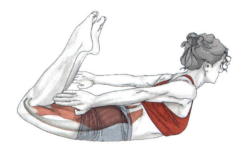

Claves para realizar bien este ejercicio

- La flexión de las rodillas se realiza con contención, como si se quisiera empujar una superficie acolchada con los talones y penetrar en ella.
- La elevación del tronco es hacia delante. Debe evitarse elevarlo al techo, pues se acortarías la zona lumbar.
- La elevación de las piernas se realiza hacia atrás buscando el mismo trabajo de elongación que con el tronco.
- Las costillas cerradas y el ombligo conectado impiden que se aumente la curvatura de la zona lumbar excesivamente.
- Respiración: Inhala en la posición 1, exhala en la 2, inhala en la 3, exhala en la 4 y, finalmente, inhala mientras bajas a la posición de inicio. Inmediatamente enlaza con la posición 2, respetando el patrón de respiración.

Adaptaciones

En caso de crisis lumbar o dolor en la parte delantera de la cadera, por el apoyo, se puede poner un cojín bajo la misma. Esta variante puede aumentar la inestabilidad del ejercicio, por lo que el cojín ha de ser plano y no muy grueso (véase el ejercicio 2 del capítulo 3, «Ejercicios adaptados»).

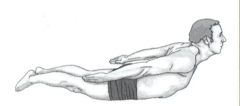

 Error de ejecución: Lordosis cervical y desestabilización escapular. Cuando se siente que el tronco no se eleva se suele compensar elevando la cabeza. Si se hace esto, no se cumplirá el principio de elongación axial y se puede producir una lesión de sobrecarga en el cuello. Unida a esa elevación de la barbilla suele producirse la desestabilización de las escápulas.

 Notas: La variante que se propone para este ejercicio puede llevar a la sobrecarga de la zona lumbar si no se realiza con prudencia. Es más fácil elevar las piernas flexionando las rodillas y, por ese motivo, aumentar la lordosis lumbar sin ser muy consciente. No se debe perder el principio de elongación. En los ejercicios de trabajo lumbar, la estructura ha de estar siempre elongando, separando una vértebra de otra, gracias a la visualización y al soporte de los abdominales.

 Músculos implicados:

Musculatura dinámica: Los isquiotibiales y el glúteo mayor extienden la cadera y elevan las piernas. El cuadrado lumbar, los erectores de la columna y el dorsal largo son los principales elevadores del tronco. El esplenio y el angular del cuello realizan el giro de la cabeza. El romboides actúa en la aducción posterior de los brazos y el deltoides posterior en la elevación de los mismos.

Musculatura estabilizadora: Las fibras inferiores del trapecio mantienen las escápulas estabilizadas. El transverso abdominal y los oblicuos abdominales ponen freno a la excesiva elevación del tronco y dan soporte a la zona lumbar.

Otros: El gemelo extiende el tobillo (flexión plantar).

Principal estiramiento: Psoas.

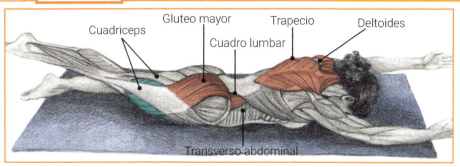

Cuadriceps — Gluteo mayor — Cuadro lumbar — Trapecio — Deltoides — Transverso abdominal

05.pt/130.mp4

🌱 Beneficios y transferencias del ejercicio

- Fortalecimiento de la zona lumbar en estiramiento.
- Aumento de la propiocepción del trabajo abdominal en posición prona.
- Especialmente indicado para corregir la hipercifosis o «chepa» postural y funcional.

Claves para realizar bien este ejercicio

- Para elevar la pierna saca la fuerza de los glúteos y de los isquiotibiales, no de la zona lumbar.
- Piensa el movimiento de estirar la pierna como si quisieras sacarla de la cadera, no como una elevación hacia el techo.
- El brazo se levanta manteniendo el hombro lejos de las orejas.
- La mirada siempre hacia el suelo, con la cabeza tan elevada como el tronco, no más. Así se mantendrá el cuello neutro y elongado.
- En los hombros, el cuello y los brazos no ha de haber tensión.
- Imagina dos flechas que tiran de las piernas hacia atrás y otra que tira del tronco hacia delante. Es importante esta visualización para evitar la sobrecarga de la zona lumbar.
- Respiración: Inhala y exhala con cada cambio de pierna y brazo, o bien realiza respiraciones dobles.

ⓘ Músculos implicados:

Musculatura dinámica: La musculatura lumbar, el glúteo mayor y los isquiotibiales actúan extendiendo la cadera en la elevación de la pierna. El cuadrado lumbar y el dorsal largo trabajan, el primero, aumentando la curva de la parte baja de la espalda y, el segundo, elongando la columna. Los transversoespinosos actúan extendiendo la columna. El recto mayor del abdomen trabaja en contracción excéntrica, dando sostén a la elevación.

Musculatura estabilizadora: Las fibras inferiores del trapecio actúan como estabilizadores escapulares. El transverso abdominal estabiliza la pelvis.

Otros: La musculatura del cuello, el largo y el recto anterior, realizan la elongación de la columna cervical.

Principal estiramiento: Psoas y recto mayor del abdomen.

Variantes: 1. Sobre *bosu*

Esta variante aumenta la inestabilidad del apoyo y, como consecuencia, el trabajo de los abdominales oblicuos.

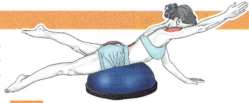

¿Cómo se hace?

1. Desde la posición decúbito prono, con las manos bajo la frente y los codos abiertos y relajados.

2. Eleva una pierna y el brazo contrario, extendiéndolos.

3. Cambia el brazo y la pierna sin mover el tronco.

Adaptaciones

Con un cojín entre la cadera y las fibras inferiores del trapecio para evitar la flexión de la misma y la sobrecarga lumbar (véase el ejercicio 2 del capítulo 3, «Ejercicios adaptados»).

 Error de ejecución: Desestabilización escapular. La estabilización escapular es un principio básico que hay que llevar a cabo en todos los ejercicios. Cuando se mueven los brazos es más difícil, sobre todo en las elevaciones.

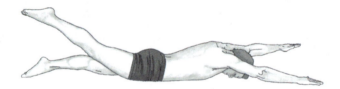

Notas: En el método pilates no se utiliza gran cantidad de aire cuando se respira porque, al no ser un ejercicio aeróbico, la demanda de oxígeno es menor. Además, en ejercicios en posición tumbado prono, con apoyo abdominal como este, sería realmente incómodo e inadecuado. Ya de por sí es complicado mantener las costillas cerradas mientras se respira haciendo ejercicios de pilates, incluso en los más cómodos posturalmente.

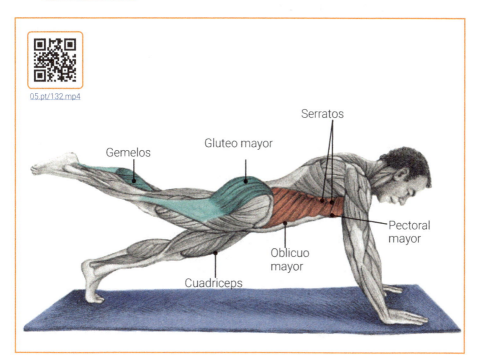

05.pt/132.mp4

Serratos

Gemelos

Gluteo mayor

Pectoral mayor

Oblicuo mayor

Cuadriceps

 Músculos implicados:

Musculatura dinámica: Glúteo mayor, gemelo y tibial anterior de la pierna que trabaja en la elevación y el descenso. Musculatura estabilizadora: El pectoral, los serratos, el transverso abdominal y los oblicuos abdominales conservan la posición del tronco en la plancha. Los cuádriceps trabajan manteniendo la pierna extendida, aunque hay que tener cuidado para no bloquear la rodilla.

Otros: La musculatura profunda del tronco ayuda en la estabilización y el mantenimiento de la postura.

Principal estiramiento: Psoas iliaco, gemelo, fascia plantar y flexores de la muñeca.

 Beneficios y transferencias del ejercicio

- Asimilación de la importancia del sostén de los brazos para mantener el cuerpo en el aire. Este gesto deja de realizarse con la edad avanzada y disminuye enormemente la autonomía de movimiento.

- Fortalecimiento del abdomen en posición prona, en lucha contra el propio peso y la fuerza de la gravedad.

- Disminución de la presión intraabdominal contra la columna. Este tipo de trabajo abdominal se aconseja cuando se dan patologías de disco; sin embargo, en estos casos habría que modificar el ejercicio para disminuir la intensidad.

 Notas: Con este ejercicio se trabaja prácticamente todo el cuerpo en posición prona. El trabajo abdominal en esta posición es muy intenso, pero apenas se nota durante el ejercicio. Conviene incluirlos en la sesión de entrenamiento, aunque no son fáciles debido a la falta de hábito en el apoyo sobre las manos.

Claves para realizar bien este ejercicio

- Mantén elevada la cadera gracias a la acción de los abdominales, que han de percibirse como una «plancha de hierro».
- Recoge el abdomen para que no caiga al suelo, cierra las costillas y realiza una pequeña retroversión de la cadera si sientes que la zona lumbar está sufriendo.
- Desplaza el peso hacia el centro del cuerpo para que no duelan las muñecas ni se sobrecarguen los hombros.
- Si te duelen las rodillas, realiza una pequeña flexión de las mismas, eliminando el bloqueo. Este gesto no ha de verse desde fuera.
- **Respiración:** Inhala manteniendo la plancha, exhala en la elevación de la pierna e inhala durante la bajada. Repite este patrón respiratorio con cada patada.

¿Cómo se hace?

1. En posición de plancha, con el apoyo de las manos y los pies.
2. Eleva una pierna, extendiendo el tobillo.
3. Baja la pierna, flexionando el tobillo, y vuelve a repetir la patada tres veces hasta apoyar definitivamente en la tercera.
4. Cambia de pierna y repite otras tres veces.

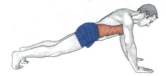 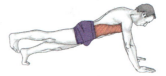

Adaptaciones

Para eliminar la tensión que puede suponer una palanca tan larga sobre las rodillas y la zona lumbar, véase el ejercicio 26 del capítulo 3, «Ejercicios adaptados».

Si duelen las muñecas, se pueden apoyar los antebrazos, aunque tal adaptación aumenta la intensidad de trabajo (véase el ejercicio 25 del capítulo 3, «Ejercicios adaptados»).

 Error de ejecución: Desestabilización pélvica y escapular. La desestabilización pélvica ocurre cuando se desconecta la musculatura abdominal y sufre la zona de la espalda que coincide con la desconexión, en este caso la zona lumbar. Al caer la cadera hacia el suelo, los hombros suelen desestabilizarse, aunque depende de la fuerza de los serratos, el trapecio y el dorsal ancho.

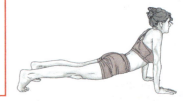

Variantes: 1. Apoyo sobre una caja

Al contrario que ocurre cuando se apoyan los antebrazos en el suelo, el hacerlo sobre una caja disminuye la intensidad del ejercicio. Si se elige esta variante, ha de prestarse atención al principio de estabilización escapular, manteniendo los hombros lejos de las orejas y ligeramente atrasados. Aumenta suavemente el trabajo de los tríceps, siempre que se lleve el peso del cuerpo hacia atrás.

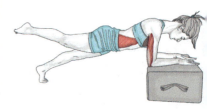

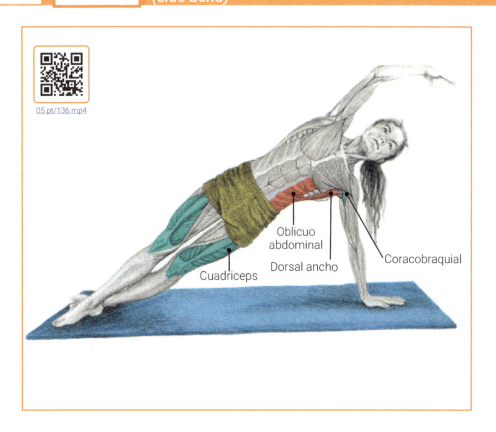

Beneficios y transferencias del ejercicio

- Fortalecimiento de los abdominales oblicuos mayor y menor.
- Aumento del equilibrio en una situación poco habitual.
- Trabajo de estiramiento y fuerza de las dos cadenas musculares laterales.
- Ejercicio global que integra gran cantidad de movimientos.

Claves para realizar bien este ejercicio

- La colocación inicial es muy importante para el equilibrio del ejercicio, así que presta atención al paso 1 del apartado anterior.
- Si no puedes extender del todo las rodillas, quizás sea porque los pies están demasiado cerca de la cadera.
- Realiza el ejercicio con serenidad, buscando profundidad y equilibrio en los movimientos.
- Puedes hacer sirenas solo con las posiciones 1 y 2, también solo la 3 o la 4.
- Respiración: Inhala en la preparación, exhala en la realización de la posición 2 e inhala una vez terminada. Vuelve a exhalar en la ejecución de la posición 3, inhala con la 4 y exhala colocándote de nuevo en la posición de inicio.

¿Cómo se hace?

1. Sentado de lado, con la pierna que queda arriba elevada y por delante, y la de abajo con la rodilla en el suelo y los pies en contacto talón-empeine. Los pies, la cadera y la mano han de estar en el mismo plano.
2. Eleva el tronco extendiendo las piernas y lleva el brazo hacia la oreja.
3. Manteniendo la cadera en el plano frontal, gira el tronco hacia dentro.
4. Manteniendo la cadera en el plano frontal, gira el tronco hacia fuera.
5. Vuelve a la posición 2, después a la 1 e inicia tantas veces el ejercicio como quieras.

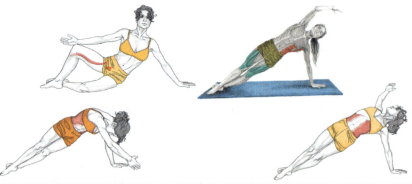

Variantes: 1. Abdominales laterales

Eleva y desciende la cadera, sobre el apoyo de la mano y los pies, manteniendo las piernas extendidas. Así se trabajan con mayor intensidad los abdominales oblicuos.

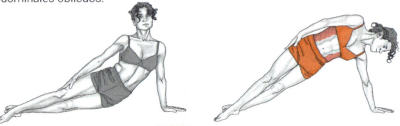

Adaptaciones

La variante 2 es una adaptación para cuando falta fuerza o existe dolor en la muñeca o en el hombro.

Si no se puede apoyar la muñeca o se quiere reducir la intensidad del ejercicio, se puede apoyar en su lugar el antebrazo.

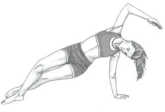

 Error de ejecución: Pérdida de elongación y estabilización escapular. Ocurre cuando se deja que el hombro se acerque a la oreja, es decir, cuando se abandona el esfuerzo de estabilizar la escápula. Cuando eso pasa es más difícil mantener la elongación de la columna, y la sirena se muestra «floja», sin energía.

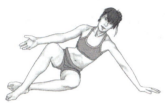

 Error de ejecución: Mala colocación. Si la mano y los pies están muy cerca de la cadera, seguramente no pueda realizarse la extensión del tronco y las piernas. También puede ocurrir que la mano o los pies se tengan más adelantados que la cadera y sea difícil mantener el equilibrio.

 Notas: Deben realizarse las combinaciones que mejor se ajusten a los objetivos de entrenamiento. En este sentido, los giros son para trabajar específicamente los oblicuos. En cuanto a la colocación, lo ideal es imaginar una línea recta sobre la que hay que sentarse y dejar unos 70 cm entre la cadera y la mano, y entre la cadera y los pies, aunque esta referencia depende de la estatura de cada uno.

 Músculos implicados:

Musculatura dinámica: Oblicuos abdominales en la subida y bajada del tronco y en los giros; cuadrado lumbar en los giros.

Musculatura estabilizadora: Transverso abdominal en la estabilización de la cadera. Dorsal ancho, serratos, redondo mayor, trapecio y pectoral mayor del lado del apoyo.

Otros: Cuádriceps en el paso de sentado a extensión de rodillas. Piramidal y sartorio de la pierna elevada en el mantenimiento de la posición inicial.

Principal estiramiento: Cadena lateral del costado elevado.

2. Sobre las rodillas

Colocar las piernas juntas, con las rodillas flexionadas, reduce enormemente la intensidad del ejercicio y puede ser una buena manera de enfrentar por primera vez las sirenas.

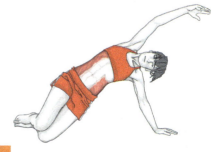

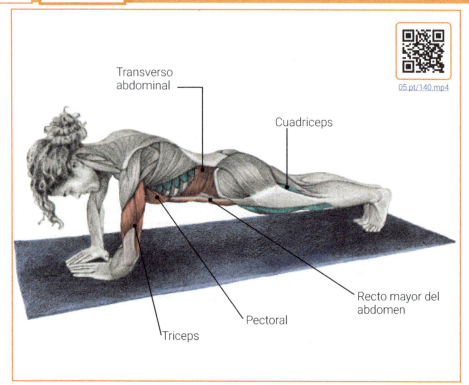

05.pt/140.mp4

Transverso abdominal

Cuadriceps

Recto mayor del abdomen

Pectoral

Triceps

 Beneficios y transferencias del ejercicio

- Correcta articulación de la columna durante el descenso y la elevación del tronco con las piernas extendidas.

- Fortaleza del tren superior.

- Trabajo de los abdominales en posición decúbito prono, que disminuye la presión intraabdominal contra la columna. Este tipo de trabajo abdominal está aconsejado cuando se dan patologías de disco.

Claves para realizar bien este ejercicio

- Acerca el pecho a las piernas para conseguir una buena flexión de la columna en la bajada y la subida vertical.
- En la posición 1, mirada al frente; en la 2, al cuerpo; y en la 3 y 4, al suelo.
- Busca la fortaleza en los glúteos y el abdomen para mantener la posición de plancha sin peligro de sobrecarga en la zona lumbar.
- Mantén tónica toda la musculatura del cuerpo para conseguir el efecto de «flotar» y, así, evitar la sobrecarga de las muñecas.
- El peso del cuerpo ha de sentirse en el abdomen. Si se lleva hacia el tren superior, será excesivo para los hombros y posiblemente se desestabilicen las escápulas.
- **Respiración:** Inhala en la posición 1, exhala e inhalar en la posición 2, exhalar en la posición 3, inhala durante la flexión y exhalar durante la extensión de los codos en la posición 4.

¿Cómo se hace?

1. Desde la posición de bipedestación, flexiona la columna, vértebra a vértebra, hasta acercarte o tocar con las manos el suelo.

2. Realiza una plancha. Si necesitas flexionar las rodillas para llegar con las manos al suelo y caminar con ellas hasta dibujar una plancha con el cuerpo, hazlo, pero diferencia la primera fase del ejercicio de esta segunda.

3. Con la plancha bien formada, realiza tres flexoextensiones de los codos a 90 grados. Vuelve caminando con las manos (aproximadamente cuatro pasos) hasta la posición 2.

4. Deshaz la flexión de la columna, vértebra a vértebra, hasta quedar erguido, queriendo tocar con la fontanela el techo.

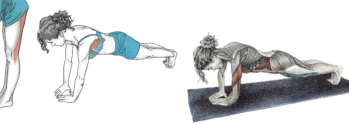

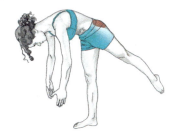

Eleva una pierna con una pequeña rotación externa de la cadera y mantenla elevada durante todo el ejercicio. En esta variante se incluye el trabajo del glúteo mayor y un aumento del trabajo estabilizador del cuádriceps de la pierna de apoyo.

Adaptaciones

Para eliminar la tensión que puede suponer una palanca tan larga sobre las rodillas y la zona lumbar, véase el ejercicio 26 del capítulo 3, «Ejercicios adaptados».

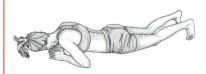

 Error de ejecución: Caer por excesiva flexión de los codos. Desde el punto de vista biomecánico, los codos generan su máxima fuerza en un ángulo de flexión de 90 grados. Si este se sobrepasa, la saturación de esfuerzo por la lucha contra la fuerza de la gravedad y tu propio peso, puede hacer que fallen y que se sufra una lesión.

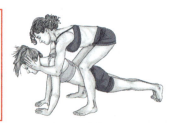

Error de ejecución: Falta de elongación y estabilización axial: La pérdida de elongación y, por tanto, de la neutralidad de la columna en cualquier punto de su recorrido causará sobrecarga en la musculatura correspondiente por detrás. Por ejemplo, si se desconecta la musculatura abdominal, sufrirá la zona de la espalda que coincide con la desconexión

Notas: Este es un ejercicio mixto con el que se trabaja tanto el tren superior como el abdomen. Es la suma de tres ejercicios que, por sí solos, tienen bastante relevancia: el roll up vertical, la plancha y los fondos. Al igual que en la mayoría de los ejercicios del nivel 3, se puede elegir qué parte del ejercicio se realiza en exclusiva para trabajar en profundidad distintos objetivos.

 Músculos implicados:

Musculatura dinámica: Recto mayor del abdomen en la flexión del tronco. Serratos, pectoral, recto mayor del abdomen, oblicuos y transversos abdominales durante la posición 3. Pectoral, serratos y tríceps en las flexoextensiones de los codos. Isquiotibiales y glúteos en la extensión de la columna para llegar, de nuevo, a la posición 1.

Musculatura estabilizadora: Glúteo, cuádriceps, abdominales y erectores de la columna en las posiciones 3 y 4.

Otros: Dorsal ancho y recto anterior mayor del cuello.

Principal estiramiento: Isquiotibiales, glúteos, cuadrado lumbar y gemelos.

2. Solo *roll* vertical

Realiza únicamente las posiciones 1 y 2. Esta variante organiza el movimiento de flexoextensión de la columna en posición de bipedestación, muy común en las acciones diarias.

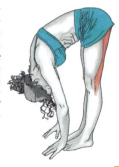

3. Manos paralelas o en rombo

Las manos pueden colocarse haciendo un rombo más o menos cerrado (cuanto más cerrado, más trabajo para el tríceps, pero, también, más estrés para la articulación del codo). Con las manos paralelas y separadas se trabajarán las fibras laterales del pectoral, y con las manos más juntas se implicará a las mediales.

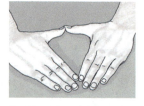

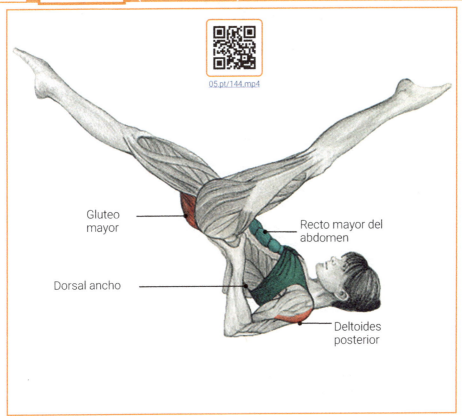

05.pt/144.mp4

Gluteo mayor

Recto mayor del abdomen

Dorsal ancho

Deltoides posterior

 Beneficios y transferencias del ejercicio

- Fortalecimiento de la musculatura elongadora de la columna.
- Estiramiento global de la cadena posterior.
- Lucha abdominal contra la fuerza de la gravedad y, por lo tanto, aumento de la fuerza.
- Trabajo muscular de los extensores de la cadera.
- Implicación de los brazos en el sostén del cuerpo. Situación que se da a menudo en el día a día y gesto deportivo que se va perdiendo con el tiempo.

1. Desde tumbado supino, con los brazos a ambos lados del costado, las piernas extendidas en un ángulo mayor de 90 grados y la cadera neutra.

2. Realiza una flexión de la columna, vértebra a vértebra, hasta que las piernas queden paralelas al suelo.

3. Extiende la columna y la cadera, elevando las piernas al techo, dirigiéndolas un poco a la diagonal. El apoyo queda sobre la zona alta de la espalda y los brazos.

4. Acerca levemente una pierna al tronco mientras la otra se aleja hacia el suelo (similar a un spagat de gimnasia). Repite tantas veces como tijeras quieras hacer en una misma secuencia.

5. Marca de nuevo la posición 3. Flexiona la columna y la cadera para volver a la posición 2.

6. Extiende la columna, vértebra a vértebra, hasta la posición inicial, con el sacro apoyado y la cadera neutra.

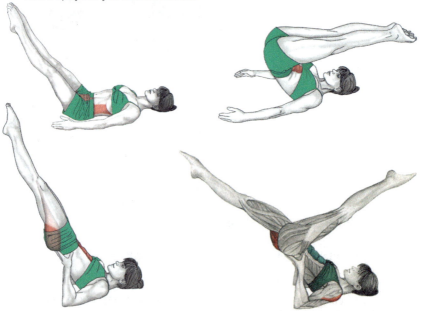

Variantes: 1. Bicicleta en el aire

El ejercicio es similar en cuanto a la ejecución de las posiciones 1, 2 y 3, y la 4 es la que varía, ya que en ese momento el gesto de las piernas es similar al que se realiza cuando se monta en bicicleta. Al igual que en la tijera, las piernas no se acercan a la cara.

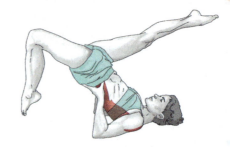

Claves para realizar bien este ejercicio

- Mantén el trabajo de los cuatro grupos abdominales (recto mayor del abdomen, transverso abdominal y oblicuos mayor y menor) durante todo el ejercicio. No utilices el impulso en ninguna de las fases del ejercicio.
- El cuello elongado, largo, por detrás.
- Utiliza el apoyo de los brazos contra el suelo.
- El apoyo final es sobre la parte alta de la espalda, no sobre el cuello.
- La inclinación del tronco en diagonal es mínima, únicamente la necesaria para no utilizar el cuello como apoyo final.
- La tijera tiene que ser de gran apertura hacia el suelo y poca hacia el tronco.
- **Respiración:** Inhala en la posición de inicio y exhala mientras realizas la flexión del tronco y colocas las piernas paralelas al suelo. Inhala de camino a la posición 3 y, a continuación, realiza respiraciones completas al ritmo de la tijera.

Adaptaciones

El ejercicio se puede empezar desde una posición más elevada para la cadera, ya con el trabajo lumbar hecho. En este caso, las repeticiones han de ser muy pocas debido a la dificultad de bajar el cuerpo sin llegar al punto de cadera neutra.

También pueden hacerse las tijeras con un apoyo continuo de la zona lumbar sobre el arco (véase el ejercicio 17 del anexo 1 «Ejercicios adaptados»).

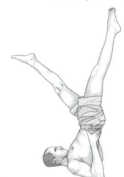

 Error de ejecución: Pierna a la cara. La tijera se realiza alejando las piernas del cuerpo, en la búsqueda de un estiramiento del psoas de la pierna que más cerca está del suelo.

 Error de ejecución: Apoyo cervical. En el método pilates no se utilizan los apoyos invertidos sobre el cuello porque se pierde la elongación axial. En este caso, hacerlo sería un error, pusto que, pese a ayudar a mantener la estabilidad, hace que el ejercicio pierda todo su objetivo muscular.

 Notas: Al ser un ejercicio aéreo, es recomendable realizar un máximo de ocho gestos de tijera o de bicicleta por cada repetición. Así se garantiza una correcta ejecución sin que el cansancio sea motivo para desvirtuar la técnica de este ejercicio avanzado.

 Músculos implicados:

Musculatura dinámica: Principalmente, el recto mayor del abdomen en la flexión de la columna, y el psoas iliaco en la flexión de la cadera; los paravertebrales y el dorsal largo en la elongación de la columna; los isquiotibiales y el glúteo mayor en la extensión de la cadera durante la elevación, y, sobre todo, en la variante que se da más adelante (bicicleta en el aire).

Musculatura estabilizadora: El transverso abdominal trabaja estabilizando la cadera y los oblicuos abdominales mantienen cerradas las costillas. Las fibras inferiores del trapecio retienen la escápula en su sitio y los hombros lejos de las orejas. Los músculos largo y recto anterior del cuello actúan elongando la columna cervical.

Otros: Los transversoespinosos ayudan en la elongación axial, y los tríceps trabajan duro en la estabilización del cuerpo durante la elevación y el mantenimiento de la postura final.

Principal estiramiento: El psoas de la pierna que se acerca al suelo, y los glúteos y los isquiotibiales de la pierna que se acerca al cuerpo.

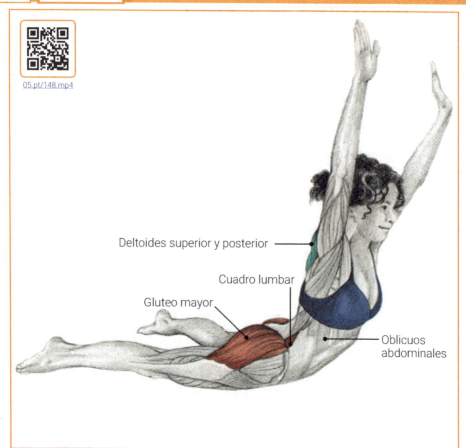

05.pt/148.mp4

Deltoides superior y posterior

Cuadro lumbar

Gluteo mayor

Oblicuos abdominales

 Beneficios y transferencias del ejercicio

- Fortalecimiento de la cadena muscular posterior y soporte de la cadena muscular anterior.
- Introducción de nuevos patrones de movimiento.
- Aprendizaje de nuevas estabilizaciones en una situación no habitual.
- Capacidad de reacción y disociación del tronco y los brazos.

Claves para realizar bien este ejercicio

- Mantén un continuo tono muscular en los glúteos, las piernas, la zona lumbar y el resto de la espalda.

- Piensa que eres un balancín y que la superficie de balanceo es la parte delantera de tu cuerpo.

- No mires hacia ningún lado, así mantendrás controlado el cuello y la inercia del balanceo.

- Respiración: Inhala en la posición de inicio, exhala balanceando hacia delante, inhala balanceando hacia atrás y exhala frenando el ejercicio.

¿Cómo se hace?

1. Colócate en posición decúbito prono, con el apoyo de las manos y los codos flexionados (sin tocar el suelo).

2. Extiende los brazos hacia delante y hacia arriba, manteniendo la elongación del tronco y la extensión de la columna.

3. El arco del cuerpo mantenido, al no contar con el apoyo de los brazos, hace que las piernas suban.

4. Las piernas bajan hasta contactar con el suelo; en este punto, el ejercicio se frena apoyando las manos en el suelo, como en la posición 1.

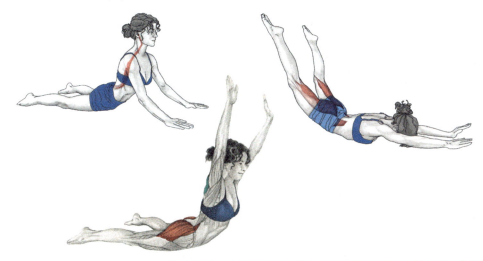

Variantes: 1. Con apoyo de los antebrazos

Ahora ya no son las manos las que se apoyan en el suelo, sino los antebrazos. En esta variante, los tríceps se relajan un poquito y el nivel del ejercicio disminuye.

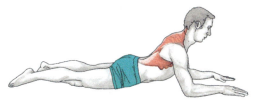

Acorta la palanca de los brazos colocando las manos en la frente; así, la sensación de choque de la cara contra el suelo se reduce (véase el ejercicio 2 del anexo 1, «Ejercicios adaptados»).

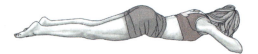

 Error de ejecución: Flexión de la cadera durante el balanceo. Ocurre cuando no se es capaz de mantener la elongación de ambos trenes juntos. También por falta de hábito y miedo ante el nuevo gesto deportivo.

 Notas: La suma de repeticiones de este ejercicio implica un gran trabajo de la zona lumbar, por lo que no es aconsejable hacer series largas. La complejidad de los ejercicios de nivel 3 obliga a ser más prudentes y minuciosamente correctos con la técnica. Son divertidos y suponen un reto, pero para llegar a ellos y disfrutarlos hay que practicar y asimilar los conocimientos anteriores.

 Músculos implicados:

Musculatura dinámica: El deltoides anterior eleva el brazo en el inicio del ejercicio.

Musculatura estabilizadora: Romboides, trapecios y erectores de columna mantienen el tronco elongado y las escápulas estabilizadas. El deltoides sigue trabajando manteniendo el brazo elevado durante el balanceo. La conexión del transverso abdominal protege la zona lumbar. La musculatura lumbar, junto con los glúteos y los cuádriceps, mantienen la forma de barca del tren inferior.

Otros: El largo y el recto anterior realizan la elongación de la columna cervical. El tríceps trabaja brevemente en la fase de frenado, con el apoyo de las manos en el suelo.

Principal estiramiento: Cadena muscular anterior.

2. Balanceo continuo

Intenta enlazar dos o tres balanceos. Para lograr esta variante se necesita un gran control de la estabilización de toda la cadena muscular posterior.

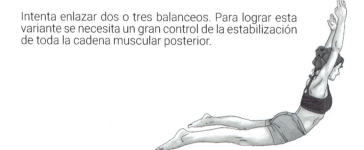

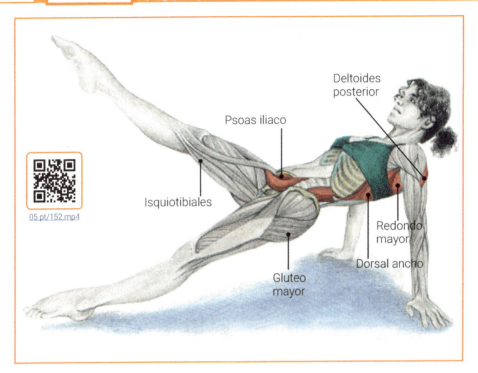

05.pt/152.mp4

Deltoides posterior

Psoas iliaco

Isquiotibiales

Redondo mayor

Dorsal ancho

Gluteo mayor

🪷 **Beneficios y transferencias del ejercicio**

- Fortalecimiento de la unión del tren superior y el tren inferior.
- Introducción de nuevos patrones de movimiento.
- Aprendizaje de nuevas estabilizaciones en una situación no habitual.

Claves para realizar bien este ejercicio

- Entre los hombros, el tronco, la cadera y las piernas ha de dibujarse una línea recta.
- Convierte el abdomen en una tabla de madera.
- Haz un poco de retroversión de cadera (cadera «redonda») para vencer el abandono de la misma.
- Eleva la pierna tanto como la cadera neutra te permita, no más.
- Respiración: Inhala en la posición 1, exhala elevando la pierna, inhala bajando la pierna, exhala elevando la otra pierna, y así tantas repeticiones como se deseen.

¿Cómo se hace?

1. Dibuja una plancha, con apoyo de las manos y los pies, mirando hacia el techo.

2. Eleva una pierna, con extensión del tobillo, acercándola al tronco y manteniendo la cadera neutra.

3. Baja esa pierna, con flexión del tobillo, hasta apoyar el pie en el suelo.

4. Cambia de pierna y repite.

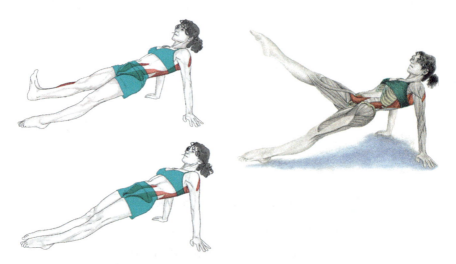

Variantes: 1. Con apoyo de los antebrazos y flexión del tobillo durante la flexión de la cadera

Aumenta la intensidad del ejercicio con estos dos nuevos detalles. Al flexionar el tobillo mientras acercas la cadera al tronco aumentas el estiramiento de los isquiotibiales, y al apoyar los antebrazos reduces el «aire» del ejercicio; por lo tanto, tienes menos musculatura que ayude en la estabilización del tronco y la estabilización de las escápulas se hace más ardua.

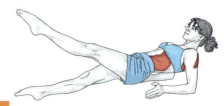

Adaptaciones

Acorta la palanca de las piernas realizando una flexión de la rodilla de apoyo, como se muestra en la variante 2 de este mismo ejercicio (véase el ejercicio 27 del anexo 1, «Ejercicios adaptados»).

También se puede flexionar la rodilla de la pierna dinámica e, incluso, aplicar las dos adaptaciones juntas.

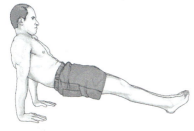

 Error de ejecución: Desestabilización escapular. Ocurre si se permite que los hombros se acerquen a las orejas porque no se pueda sostener la palanca del tronco en el aire.

 Músculos implicados:

Musculatura dinámica: El psoas actúa en la flexión de la cadera y el acercamiento de la pierna al tronco. Los oblicuos abdominales del mismo lado ayudan durante esa acción.

Musculatura estabilizadora: En la rotación externa del hombro intervienen el infraespinoso, el redondo menor y el deltoides posterior; en la retropulsión, el deltoides posterior, el dorsal ancho y el redondo mayor; en la estabilización de la cadera, el transverso abdominal y el glúteo; en la extensión de la rodilla, el cuádriceps; y en la flexoextensión del tobillo, el tibial anterior y el gemelo.

Otros: Todo el cuerpo participa isométricamente en el mantenimiento de la postura.

Principal estiramiento: Isquiotibiales.

Notas: Los seres humanos tememos más facultades para soportar la fuerza de la gravedad en posturas aéreas pronas que en posturas supinas; además, estamos más habituados a las primeras. En este ejercicio hay que prestar especial atención a la estabilización de las escápulas y de la cadera, y a la presión sobre las rodillas.

2. Con rodilla de apoyo flexionada

Reduce la intensidad del ejercicio con esta variante, reduciendo la largura de la palanca de las piernas. Es una buena opción para rodillas dolorosas o hiperlaxas.

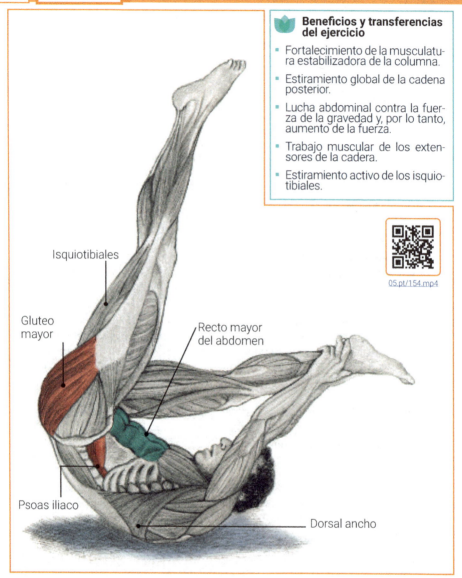

Beneficios y transferencias del ejercicio

- Fortalecimiento de la musculatura estabilizadora de la columna.
- Estiramiento global de la cadena posterior.
- Lucha abdominal contra la fuerza de la gravedad y, por lo tanto, aumento de la fuerza.
- Trabajo muscular de los extensores de la cadera.
- Estiramiento activo de los isquiotibiales.

05.pt/154.mp4

Isquiotibiales

Gluteo mayor

Recto mayor del abdomen

Psoas iliaco

Dorsal ancho

 Músculos implicados:

Musculatura dinámica: Principalmente, el recto mayor del abdomen en la flexión de columna; el psoas iliaco en la flexión de la cadera; los paravertebrales y el dorsal largo elongando la columna.

Musculatura estabilizadora: El transverso abdominal trabaja estabilizando la cadera y los oblicuos abdominales manteniendo cerradas las costillas. Los músculos largo y recto anterior del cuello actúan elongando la columna cervical.

Otros: Los transversoespinosos ayudan en la elongación axial, y el dorsal ancho y el pectoral intervienen en el acercamiento de la pierna al tronco.

Principal estiramiento: Isquiotibiales y glúteo mayor.

Claves para realizar bien este ejercicio

- Mantén el trabajo de los cuatro grupos abdominales (recto mayor del abdomen, transverso abdominal y oblicuos mayor y menor) durante todo el ejercicio. No utilices el impulso en ninguna de las fases del ejercicio.
- El cuello debe estar elongado, largo, por detrás.
- El apoyo final se produce sobre la parte alta de la espalda, no sobre el cuello.
- La inclinación del tronco en diagonal es mínima, únicamente la necesaria para no utilizar el cuello como apoyo final.
- La tijera es de gran apertura hacia el cuerpo, manteniendo la otra pierna en dirección al techo.
- Respiración: Inhala en la posición de inicio, exhala mientras realizas la flexión del tronco y colocas las piernas paralelas al suelo, e inhala también en esa posición. Inhala de camino a la posición 3 y, acto seguido, haz respiraciones completas acompañando al movimiento de las piernas.

 Notas: La posición de inicio y final de este ejercicio implica una mayor activación del transverso abdominal, necesaria para no sobrecargar la zona lumbar. También trabaja más el psoas. Por otro lado, no contar con el apoyo de los brazos aumenta mucho la dificultad respecto a ejercicios similares, como «tijeras en el aire» o «la navaja».

¿Cómo se hace?

1. Desde decúbito supino, con los brazos extendidos hacia atrás, las piernas extendidas en un ángulo mayor de 90 grados y la cadera neutra.
2. Realiza una flexión de la columna, vértebra a vértebra, hasta que las piernas queden paralelas al suelo.
3. Extiende la columna y la cadera, elevando las piernas al techo, dirigiéndolas un poco a la diagonal. El apoyo queda sobre la zona alta de la espalda.
4. Acerca una pierna al tronco mientras la otra sigue en diagonal, hacia el techo. Repite con la otra pierna.
5. Adopta de nuevo la posición 3, y flexiona la columna y la cadera para volver a la posición 2.
6. Extiende la columna, vértebra a vértebra, hasta la posición inicial, con el sacro apoyado y la cadera neutra.

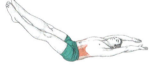 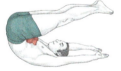

Adaptaciones

Puedes empezar el ejercicio desde una posición más elevada para la cadera, ya con el trabajo lumbar hecho. Cuida la bajada para no golpear el arco con brusquedad (véase el ejercicio 29 del anexo 1, «Ejercicios adaptados»).

También puedes hacer las tijeras con un apoyo continuo de la zona lumbar sobre el arco (véase el ejercicio 17 del anexo 1, «Ejercicios adaptados»).

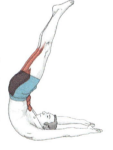

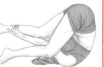 **Error de ejecución:** Abandono de la postura aérea. Ocurre cuando la patada es excesiva o por falta de fuerza muscular para mantenerla. En este caso, realiza cuantas adaptaciones sean necesarias hasta conseguir mejorar esos dos aspectos. También puedes empezar por otros ejercicios similares, pero de menor complejidad.

Variantes: 1. Varias patadas seguidas

Realiza tantas patadas como quieras, mientras la técnica siga siendo correcta. En este caso, debido a la necesidad de mantener el cuerpo en el aire durante más tiempo, aumenta la dificultad del ejercicio.

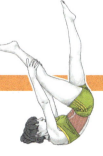

Beneficios y transferencias del ejercicio

- Desarrollo de la musculatura estabilizadora de la escápula en situación de intensa lucha contra la fuerza de la gravedad.

- Aprendizaje de nuevos patrones de movimiento relacionados con la posición lateral aérea.

- Aumento de la propiocepción del trabajo de la musculatura lateral.

- Aprendizaje de nuevos patrones en la estabilización de la cadera y el equilibrio muscular del tren inferior y el tren superior.

05.pt/158.mp4

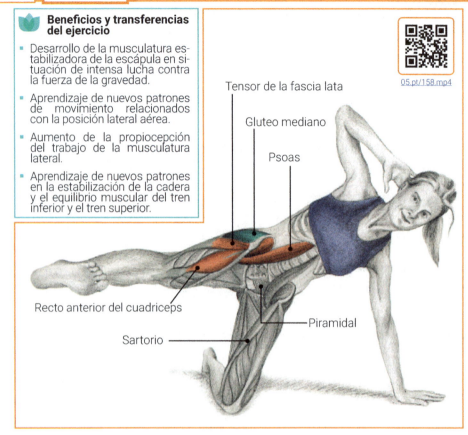

Tensor de la fascia lata

Gluteo mediano

Psoas

Recto anterior del cuadriceps

Piramidal

Sartorio

Claves para realizar bien este ejercicio

- Imagina que tu cuerpo está entre dos paredes, y así evitarás llevar la cadera hacia atrás y el pecho hacia el suelo cuando realices el ejercicio.

- Al realizar la patada, haz el gesto de «sacar culo» (cadera en anteversión, que no es lo mismo que desplazarla hacia atrás), para compensar la flexión que pudiera producirse.

- Imagina que tienes que pasar la pierna, durante su movimiento, por encima de una valla.

- Intenta que el cuerpo esté extendido y siéntelo durante todo el ejercicio, sin abandonar la postura tónica que mantendrá la musculatura del costado de abajo activa.

- Si no puedes mantener la mano tras la nuca puedes colocarla pegada a la frente.

- **Respiración:** Inhala en la posición neutra, exhala durante la patada frontal, inhala en la vuelta a la posición de partida y exhala al realizar la patada hacia atrás.

¿Cómo se hace?

1. Arrodíllate en posición erguida, flexiona el tronco hacia un lado y apoya la mano en el suelo en el mismo plano que la rodilla.

2. Eleva la pierna de trabajo tanto como la cadera y realiza una patada frontal con flexión del tobillo, manteniendo la cadera neutra y la columna elongada.

3. Lleva la pierna al punto de partida, con extensión del tobillo.

4. Realiza otra patada hacia atrás y vuelve a la posición de partida.

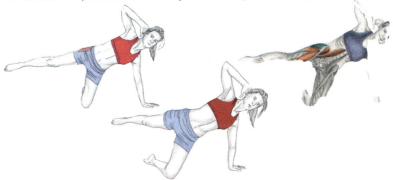

 Músculos implicados:

Musculatura dinámica: El glúteo mediano y el tensor de la fascia lata realizan la abducción de la pierna. El piramidal y el sartorio trabajan para evitar la rotación interna que tiende a hacerse por efecto de la gravedad y la flexión de la cadera. El psoas, el recto anterior del cuádriceps y el tensor de la fascia lata intervienen en la flexión de la cadera (patada frontal). Finalmente, el glúteo mayor y los isquiotibiales hacen posible la extensión de la cadera durante la patada hacia atrás.

Musculatura estabilizadora: El transverso abdominal estabiliza la cadera. Los oblicuos abdominales sujetan el tronco medio, y los trapecios retienen la cintura escapular. Los serratos, el dorsal ancho y el pectoral estabilizan la parte alta del tronco.

Otros: Todos, trabajando en conjunto, junto a otra musculatura profunda, mantienen el tronco y la cadera en la posición correcta, de costado. El tibial anterior trabaja durante la flexión del tobillo, y el gemelo, en la extensión.

Principal estiramiento: Cuadrado lumbar e isquiotibial de la pierna que se adelanta. Pectoral y tríceps del brazo elevado con la mano tras la nuca.

Variantes: 1. Sobre el antebrazo

En este caso, se necesita una caja sobre la que apoyar el antebrazo y así mantener el tronco a una altura adecuada. Puesto que la base de sustentación aumenta, supone una reducción de intensidad y una buena forma de progresar hasta el ejercicio original.

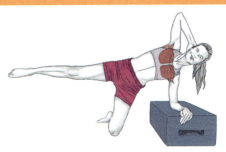

Adaptaciones

Se puede realizar la variante 1 cuando el problema sea el dolor de la muñeca o la falta de estabilización.

La mano puede colocarse en la frente si la estructura de la espalda dificulta colocarla tras la nuca. Esta sencilla adaptación puede mejorar la posición del tronco.

 Error de ejecución: Giro del tronco. Dejar que el torso mire al suelo en vez de hacerlo al frente. Para evitarlo, hay que imaginar que se está «encajonado» entre dos paredes. Este giro puede sobrecargar enormemente la zona lumbar y por eso, si fuera necesario, sería preferible reducir el recorrido de la pierna en la patada hacia el frente.

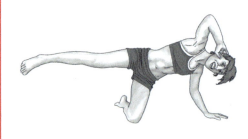

 Error de ejecución: Flexión de la cadera. Es una desestabilización de la cadera por falta de estabilización general. Toda la musculatura ha de estar activa, cada grupo muscular haciendo su trabajo.

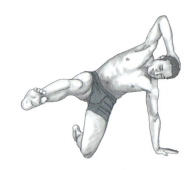

 Notas: Como ya se ha dicho, lo más importante en el método pilates es la correcta ejecución, independientemente de que el resultado del ejercicio sea más o menos espectacular. En este caso, no hay que dejar de ser correcto por querer hacer un gran movimiento con la pierna. Un movimiento amplio depende de muchas cosas, entre ellas la elasticidad de la musculatura de la cadena posterior.

2. Tumbado

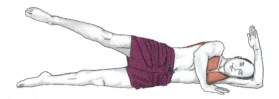

En este modo de ejecución se convierte prácticamente en el ejercicio 16 de nivel 1, patada lateral, aunque la colocación de la mano tras la nuca incluye un elemento interesante para la estabilización del tronco, sobre todo durante las patadas.

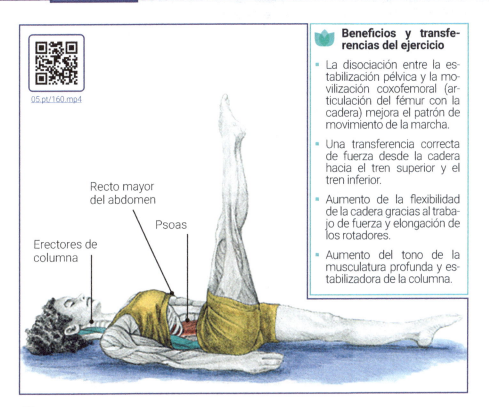

05.pt/160.mp4

Recto mayor del abdomen

Psoas

Erectores de columna

Beneficios y transferencias del ejercicio

- La disociación entre la estabilización pélvica y la movilización coxofemoral (articulación del fémur con la cadera) mejora el patrón de movimiento de la marcha.

- Una transferencia correcta de fuerza desde la cadera hacia el tren superior y el tren inferior.

- Aumento de la flexibilidad de la cadera gracias al trabajo de fuerza y elongación de los rotadores.

- Aumento del tono de la musculatura profunda y estabilizadora de la columna.

 Músculos implicados:

Musculatura dinámica: En la pierna que realiza los círculos, el psoas lleva a cabo la flexión de la cadera, que es la fase del ejercicio más dura; de ahí que la mayor sensación de trabajo sea en la zona de la ingle. Respecto a la pierna que está extendida en el suelo, el psoas se está elongando y ahí se percibirá estiramiento.

Musculatura estabilizadora: El transverso abdominal mantiene la cadera inmóvil en su posición neutra, aspecto importante para no generar sobrecarga en la zona lumbar. La musculatura del cuello ha de trabajar en la estabilización del mismo para mantener la elongación sin sobrecarga. Las fibras posteriores del trapecio se encargan de la estabilidad de las escápulas.

Otros: Los oblicuos ayudan a «pegar» el cuerpo al suelo. El glúteo, el cuádriceps y el gemelo de la pierna extendida en el suelo trabajan para mantenerla extendida y con tono muscular.

Principal estiramiento: Glúteo mayor e isquiotibiales de la pierna elevada.

Variantes: 1. Con la rodilla de la otra pierna flexionada en el aire

Al eliminar el apoyo que supone la pierna que no hace círculos se estará aumentando la dificultad del ejercicio. Será la musculatura estabilizadora de la columna la que trabaje más duro, siempre y cuando se sea exigente con la pauta de no mover el tronco durante la ejecución de los círculos de pierna.

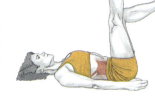

Claves para realizar bien este ejercicio

- Extiende la pierna como si quisieras tocar el techo con los dedos de los pies.
- Mantén el tronco completamente inmóvil, como si estuviera pegado con pegamento al suelo.
- Respeta las curvas naturales de la espalda, siempre con la cadera neutra.
- No realices círculos muy grandes si te provoca movimiento en la cadera o en el tronco.
- Evita sobrecargar los hombros, toda energía que se emplee en la parte alta de la espalda se le estará quitando al abdomen.
- Respiración: Inhala mientras haces medio círculo y exhala mientras lo terminas. También puedes inhalar durante un círculo entero y exhalar al siguiente.

¿Cómo se hace?

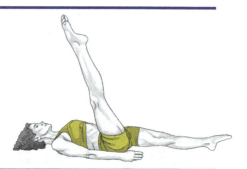

1. Desde la posición decúbito supino, eleva y extiende una pierna al techo, manteniendo las costillas cerradas y el ombligo conectado.

2. Realiza círculos más o menos grandes desde la cadera, evitando cualquier movimiento en la columna.

Adaptaciones

Para eliminar la sobrecarga en la zona lumbar se puede colocar un cojín bajo la cadera (véase el ejercicio 6 del capítulo 3, «Ejercicios adaptados»).

 Notas: Es importante mantener la articulación coxofemoral (unión del fémur y la cadera flexible) para evitar patrones de movimiento negativos durante la marcha, paliar los efectos de la artrosis y evitar las coaptaciones (encajamiento articular) y otros problemas de cadera que van apareciendo con el tiempo.

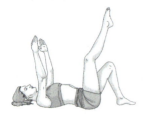

 Error de ejecución: Pérdida de elongación de la columna. Dejar que la espalda se curve en la zona lumbar por la debilidad del abdomen. Si esto ocurre, hay que detectarlo y corregir la postura del ejercicio, o bien volviendo a conectar de manera más consciente, o bien flexionando la pierna que no hace círculos y apoyando ese pie en el suelo.

2. Con la pierna dentro de un aro

Este modo de ejecución supone un mayor trabajo para el psoas y el transverso abdominal por la obligación de hacer los círculos dentro del aro y, por lo tanto, más cerca del tronco. Incluye el estiramiento de las fibras inferiores del psoas de la pierna que está extendida en el suelo.

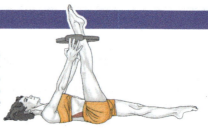

Aducción de talones (13-1)
(heel squeeze prone)

Beneficios y transferencias del ejercicio

- Aumento de la fuerza del glúteo y los isquiotibiales, que son zonas del cuerpo sometidas constantemente al aplastamiento cuando se está sentado, posición habitual durante las jornadas laborales y de descanso.

- Aumento de la propiocepción en posición decúbito prono.

- Disociación entre el trabajo lumbar y el trabajo de los extensores de la cadera.

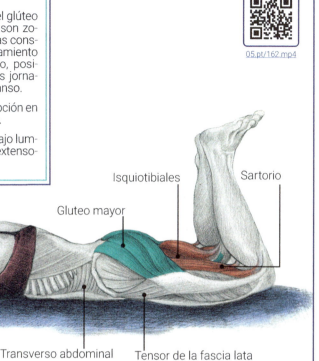

05.pt/162.mp4

Isquiotibiales

Sartorio

Gluteo mayor

Transverso abdominal

Tensor de la fascia lata

 Músculos implicados:

Musculatura dinámica: El bíceps femoral (isquiotibial) produce la rotación externa de rodilla. Las fibras profundas del glúteo mayor, el vasto interno del cuádriceps, el psoas iliaco y los aductores menor, mediano y mayor producen la aducción.

Musculatura estabilizadora: El transverso abdominal es el principal estabilizador de la cadera y realiza un papel muy importante en este ejercicio, pues se comete el error de flexionarla para generar más fuerza y para ayudar con el cuádriceps. La elongación cervical se consigue con la acción del largo y el recto anterior mayor del cuello.

Otros: Los oblicuos abdominales cierran las costillas y las fibras inferiores del trapecio estabilizan las escápulas.

Principal estiramiento: Cuádriceps.

 Notas: Las variantes son aumentos o descensos de la intensidad o de la técnica de los ejercicios. En este caso, es un aumento claro porque entra en juego la coordinación intermuscular de los dos miembros inferiores. Si se domina esta cualidad, el aro no se moverá de su sitio, pero, en caso contrario, será muy difícil mantenerlo en su lugar e incluso puede llegar a imposibilitar la ejecución. Si eso ocurre, se ha de volver al ejercicio original hasta sentir que las dos piernas trabajan con la misma fuerza, la misma rotación y con el mismo ángulo de flexión de la rodilla.

Claves para realizar bien este ejercicio

- Hay que mantener el cuello largo por detrás, sin caer en la tentación de elevar la barbilla.
- Los hombros, los brazos y el pectoral deben quedarse relajados.
- La cadera no se separa del suelo por mucho que cueste apretar los talones.
- Mantén el tronco elongando, como si quisieras tocar con la fontanela la pared de enfrente.
- Es un «apretón» lento y prolongado, sin brusquedad, sin precipitación.
- Respiración: Inhala durante la relajación y exhala durante la presión.

¿Cómo se hace?

1. Desde la posición decúbito prono, con una mano sobre la otra y la frente sobre las manos. Las rodillas flexionadas y separadas, y los talones tocándose.

2. Con las costillas cerradas, el ombligo conectado y la cadera en contacto con el suelo, pon en contacto los dos talones a la vez que flexionas los tobillos (flexión dorsal).

3. Una vez que has apretado los dos talones, puedes elevar las rodillas, lo que aumenta el trabajo de los glúteos en sus fibras inferiores.

Adaptaciones

Puede colocarse un cojín bajo la cadera en caso de abdomen prominente, embarazo con poco volumen o crisis lumbar (véase el ejercicio 2 del capítulo 3, «Ejercicios adaptados»).

Si molesta la nariz o se tiene dificultad para respirar con la cara tan cerca del suelo, puede colocarse un cojín bajo la frente para elevar la altura de la cabeza (véase el ejercicio 22 del capítulo 3, «Ejercicios adaptados»).

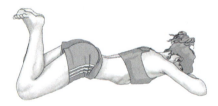

 Error de ejecución: Flexionar la cadera. Provocado por la intención de sacar fuerza de los cuádriceps y del psoas. Es una acción difícil de controlar si el objetivo es únicamente apretar. Cuando nos centramos en el detalle y la correcta ejecución, se empieza a entender que la flexión de cadera reduce el beneficio de este ejercicio.

Variantes: 1. Con el aro entre los tobillos

Aumenta la dificultad del ejercicio por el desequilibrio que supone la forma circular del aro. Por esto mismo, es interesante realizarlo cuando ya se domina el ejercicio original.

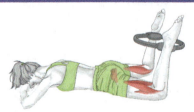

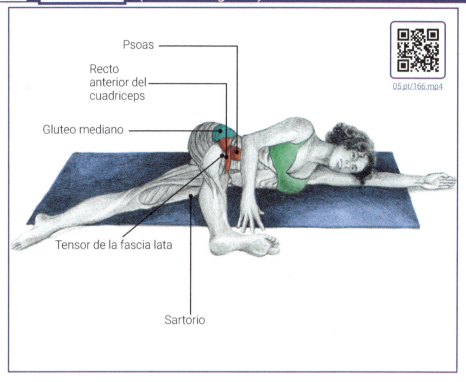

Psoas

Recto anterior del cuadriceps

Gluteo mediano

Tensor de la fascia lata

Sartorio

05.pt/166.mp4

 Beneficios y transferencias del ejercicio

- Desarrollo de la musculatura de la espalda en situación de mínima lucha contra la fuerza de la gravedad. Apropiado para patologías de la espalda.

- Aprendizaje de nuevos patrones de movimiento relacionados con la posición decúbito lateral, que es común en el gesto de incorporación de las personas mayores o afectadas de la espalda.

- Aumento de la propiocepción del trabajo de la musculatura lateral.

¿Cómo se hace?

1. Desde la posición decúbito lateral, con el brazo, el cuerpo y las piernas completamente extendidos y la cabeza reposada sobre el brazo. También se puede adelantar la pierna de apoyo para aumentar el equilibrio.

2. Eleva la pierna de trabajo tanto como el ancho de la cadera y realiza una patada frontal, manteniendo cadera neutra y la columna elongada.

3. Vuelve a llevar la pierna al punto de partida y realiza otra patada hacia atrás.

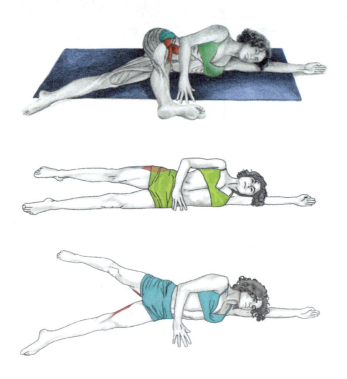

Variantes: 1. Con las manos tras la nuca

Variante mucho más intensa y difícil que implica el trabajo de la musculatura de la espalda, especialmente. No debe realizarse si no se domina el principio de estabilización escapular.

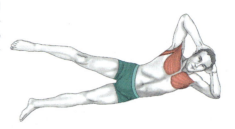

Claves para realizar bien este ejercicio

- Imagina una línea, dibujada desde el dedo meñique de la mano y que pasa por el costado y la pierna hasta el dedo meñique del pie. Apoya solo esa línea en el suelo, «recogiendo» todo lo demás.
- Al realizar la patada, haz el gesto de «sacar culo» (cadera en anteversión) para compensar la flexión que pudiera producirse.
- Intenta que el cuerpo esté extendido y siéntelo durante todo el ejercicio, sin abandonar la postura tónica que te mantendrá apoyado sobre el costado.
- Respiración: Inhala en la posición neutra, exhala durante la patada frontal, inhala al volver a la posición de inicio y exhala al realizar la patada hacia atrás.

Adaptaciones

Con un cojín entre el brazo y la cabeza para los casos en que haya dolor de hombro (véase el ejercicio 14 del capítulo 3, «Ejercicios adaptados»).

Flexión de la rodilla de la pierna de apoyo en caso de pérdida de equilibrio (véase el ejercicio 12 del capítulo 3, «Ejercicios adaptados»).

 Notas: Los ejercicios en posición decúbito lateral son muy buenos para las patologías de la espalda, como la escoliosis, porque dan estabilidad a la columna sin causar estrés. También sirven como terapia reforzante durante las crisis lumbares.

El término «patada» debe entenderse como un movimiento lento, profundo y elongado, no como algo brusco e impulsado.

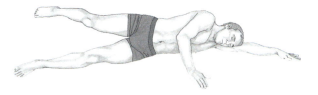

 Error de ejecución: Falta de estabilización. Resultante de la ausencia de trabajo de la musculatura profunda del tronco, es decir, la que acompaña a las vértebras, los oblicuos abdominales, los dorsales anchos, el trapecio y los estabilizadores de la cadera. En resumen, la sensación es la de «reposar en el suelo» y no la de «apoyarse en el suelo», que es la correcta.

 Músculos implicados:

Musculatura dinámica: El glúteo mediano y el tensor de la fascia lata realizan la abducción de la pierna. El piramidal y el sartorio trabajan evitando la rotación interna que tiende a hacerse por efecto de la gravedad y la flexión de cadera. El psoas, el recto anterior del cuádriceps y el tensor de la fascia lata intervienen en la flexión de la cadera (patada frontal). Y, finalmente, el glúteo mayor y los isquiotibiales hacen posible la extensión de la cadera durante la patada hacia atrás.

Musculatura estabilizadora: El transverso abdominal estabiliza la cadera; los oblicuos abdominales, el tronco medio; y los trapecios, la cintura escapular.

Otros: Todos, trabajando en conjunto, además de otra musculatura profunda, mantienen el tronco y cadera en la posición correcta. Si se elige la opción de flexionar el tobillo durante la patada frontal, se estará trabajando el tibial anterior y se estirará el gemelo.

Principal estiramiento: Cuadrado lumbar e isquiotibial de la pierna que se adelanta.

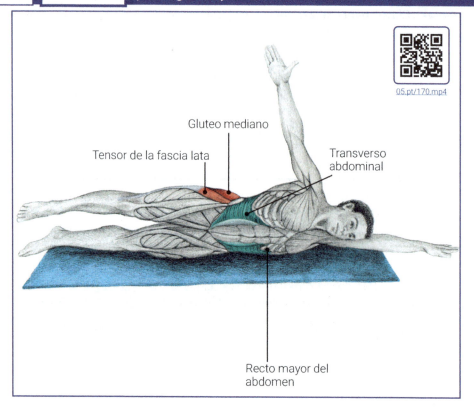

05.pt/170.mp4

Gluteo mediano

Tensor de la fascia lata

Transverso abdominal

Recto mayor del abdomen

 Beneficios y transferencias del ejercicio

- Desarrollo de la musculatura de la espalda en situación de mínima lucha contra la fuerza de la gravedad. Apropiado para quienes sufren patologías de la espalda.

- Aprendizaje de nuevos patrones de movimiento relacionados con la posición decúbito lateral, que es común en el gesto de incorporación de las personas mayores y las afectadas de espalda.

- Aumento de la propiocepción del trabajo de la musculatura lateral.

- Gran trabajo de los oblicuos abdominales en situación poco común.

¿Cómo se hace?

1. Desde la posición decúbito lateral, con el brazo, el cuerpo y las piernas completamente extendidos y la cabeza reposada sobre el brazo.
2. Eleva la pierna de trabajo unos diez centímetros más que el ancho de la cadera.
3. Baja la pierna hasta rozar la otra, buscando siempre la elongación y el tono muscular.
4. Eleva las dos piernas extendidas y vuelve a bajarlas para iniciar el ejercicio con la elevación de una sola pierna.

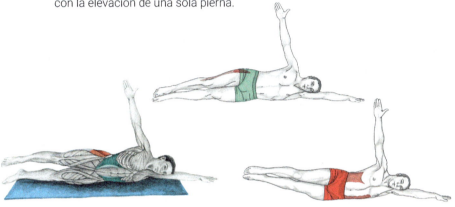

Adaptaciones

Puede colocarse un cojín entre el brazo y la cabeza en los casos en los que haya dolor de hombro (véase el ejercicio 11 del capítulo 3, «Ejercicios adaptados»).

 Notas: En todos los ejercicios de movimiento de piernas a través de la cadera se acaba produciendo una coaptación de la articulación coxofemoral. Para evitarlo y sacar el máximo beneficio de estos ejercicios hay que elongarse, como queriendo «sacar» la pierna de la cadera de tanto que se tira de ella. Así se conseguirá trabajar esta musculatura en contracción excéntrica (fuerza en estiramiento), evitando la sobrecarga y la posible lesión de los abductores y los rotadores externos.

Variantes: 1. Apretando un aro

Coloca un aro entre las piernas, por debajo de la línea del tobillo. Es muy importante mantener el tono muscular de toda la pierna para evitar el valgo de rodilla. Esta variante incluye el trabajo de los aductores.

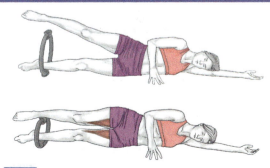

Claves para realizar bien este ejercicio

- Imagina una línea, dibujada desde el dedo meñique de la mano y que pase por el costado y la pierna hasta el dedo meñique del pie. Apoya solo esa línea en el suelo, «recogiendo» todo lo demás.
- Intenta que el cuerpo esté extendido y siéntelo durante todo el ejercicio, sin abandonar la postura tónica que permite mantenerse apoyado sobre el costado.
- Pega las piernas con «pegamento», desde las ingles hasta los pies, en la elevación de dos piernas.
- El tronco apenas se mueve; por lo tanto, la elevación de las piernas ha de ser muy limitada y controlada.
- Los hombros deben estar relajados para no generar sobrecarga en la parte alta de la espalda.
- Cuando se eleven las piernas ha de alargarse el cuello por detrás. La elongación cervical servirá para combatir la tendencia a flexionar la columna.
- Respiración: Inhala en la posición neutra, exhala durante la elevación de una pierna, inhala al juntar las piernas y exhala al realizar la elevación conjunta.

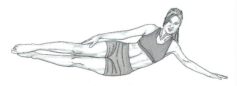

 Error de ejecución: Flexión de la cadera. Resultante de la falta de fuerza de los abdominales oblicuos. Cuando esto ocurre, se tiende a sacar esa fuerza del cuádriceps y del psoas iliaco, un gesto que provoca necesariamente esa flexión de la cadera que anula, en gran medida, el beneficio del ejercicio.

 Músculos implicados:

Musculatura dinámica: El glúteo mediano y el tensor de la fascia lata realizan la abducción de la pierna. El glúteo mediano, el glúteo menor y el tensor de la fascia lata trabajan evitando la rotación externa que tiende a hacerse para sacar la fuerza del cuádriceps y del psoas. También trabajan el oblicuo menor del lado de la pierna que se eleva y el mayor del lado contrario. Y, finalmente, el tibial anterior, que produce la flexión del tobillo.

Musculatura estabilizadora: El transverso abdominal estabiliza la cadera. Los trapecios estabilizan la cintura escapular. Los extensores de la columna evitan la flexión del tronco durante la elevación de las piernas. El glúteo mayor mantiene la cadera extendida, junto con los isquiotibiales.

Otros: El cuádriceps de la pierna apoyada mantiene extendida la rodilla. Por su parte, el glúteo mayor y los isquiotibiales mantienen también extendido el lado de la cadera que se apoya en el suelo.

Principal estiramiento: Aductores de la pierna que se eleva (posición 2). Tensor de la fascia lata de la pierna de abajo en la posición 3.

2. Expandiendo un aro

Coloca las piernas dentro de un aro, por debajo de la línea del tobillo, y lucha para abrirlo, como si quisieras romperlo. Esta variante incluye el trabajo de la musculatura abductora de la cadera.

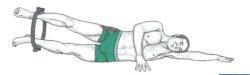
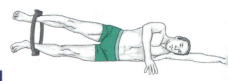

Extensión prona (20-1)
(single leg extension)

🌿 Beneficios y transferencias del ejercicio

- Fortalecimiento de la zona lumbar en estiramiento.
- Aumento de la propiocepción del trabajo abdominal en posición prona.
- En su variante, es uno de los ejercicios más eficaces para trabajar las fibras inferiores del glúteo mayor.

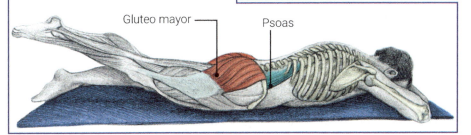

Gluteo mayor — Psoas

Claves para realizar bien este ejercicio

- La pierna ha de elevarse extendiendo, no es una elevación hacia el techo.
- Intenta «sacar» la pierna de la cadera, «tirando» de ella.
- La mirada siempre debe dirigirse hacia el suelo, así se mantendrá el cuello neutro y elongado.
- En los hombros, el cuello y los brazos no ha de haber tensión.
- Piensa que la elevación de la pierna se alimenta de la energía del abdomen, unos tres centímetros por debajo del ombligo.
- Respiración: Inhala en la posición neutra, exhala durante la elevación de la pierna y vuelve a inhalar para volver a la posición neutra.

¿Cómo se hace?

1. Colócate en posición decúbito prono, con las manos bajo la frente y los codos abiertos y relajados.

2. Eleva una pierna, extendiéndola y activando toda su musculatura desde la cadera hasta el pie.

3. Baja la pierna sin perder el tono muscular que has conseguido. Tampoco la relajes al posarla en el suelo y mantén la actitud de trabajo.

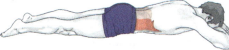

Variantes: 1. Flexión y elevación de las rodillas

Separa un poco más las piernas, flexiona las rodillas y elévalas unos centímetros del suelo, queriendo tocar con los talones el glúteo. Con esta variante trabajarás más el glúteo mayor y los isquiotibiales.

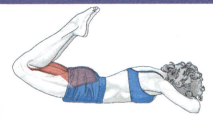

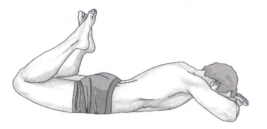

 Error de ejecución: Obtener la energía de la espalda. Si se intenta buscar la energía en la espalda se estará impidiendo la elongación de la columna, acortando las cadenas musculares y restando beneficio al ejercicio. Se pierde la estabilización de la cintura escapular y se sobrecargan los grupos musculares que no tienen que ver con la extensión de la cadera.

Adaptaciones

Con un cojín bajo la cadera para evitar la flexión de la misma y la sobrecarga lumbar (véase el ejercicio 2 del capítulo 3, «Ejercicios adaptados»).

Con un cojín bajo la frente cuando la posición decúbito prono es incómoda para la respiración (véase el ejercicio 22 del capítulo 3, «Ejercicios adaptados»).

 Músculos implicados:

Musculatura dinámica: La musculatura lumbar, el glúteo mayor y los isquiotibiales actúan extendiendo la cadera en la elevación de la pierna. El gemelo trabaja realizando la flexión plantar o extensión del tobillo.

Musculatura estabilizadora: El transverso abdominal, el dorsal largo, el cuádriceps y los transversoespinosos estabilizan el tronco y la cadera y ayudan a la consecución de la «largura» del tren superior. Las fibras inferiores del trapecio actúan como estabilizadores escapulares.

Otros: El deltoides posterior mantiene los codos separados. Y la musculatura del cuello, el largo y el recto anterior, realizan la elongación de la columna cervical.

Principal estiramiento: Psoas iliaco.

 Notas: La elongación del tronco y las piernas es imprescindible para evitar la sobrecarga de la zona lumbar. Imagina el proceso, los músculos del tren superior tiran hacia delante y los del tren inferior hacia atrás, dejando la zona lumbar en medio, la cual se estira tanto en sus fibras superiores como inferiores.

Glúteo en cuadrupedia (27-1)
(prone gluteo)

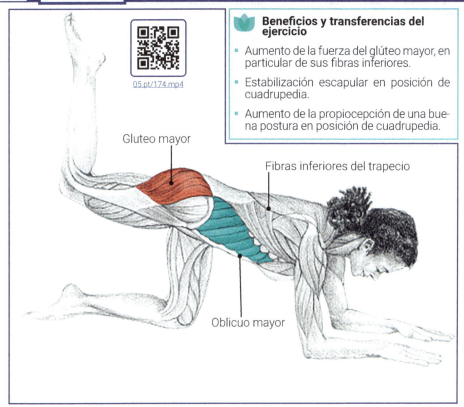

05.pt/174.mp4

Beneficios y transferencias del ejercicio

- Aumento de la fuerza del glúteo mayor, en particular de sus fibras inferiores.
- Estabilización escapular en posición de cuadrupedia.
- Aumento de la propiocepción de una buena postura en posición de cuadrupedia.

Gluteo mayor

Fibras inferiores del trapecio

Oblicuo mayor

 Músculos implicados:

Musculatura dinámica: Principalmente, el glúteo; secundariamente, los isquiotibiales.

Musculatura estabilizadora: El transverso abdominal mantiene la cadera neutra y los oblicuos intervienen en la estabilización del tronco. Las fibras inferiores del trapecio garantizan la estabilidad escapular.

Otros: Los serratos ayudan en la correcta colocación de la zona dorsal.

Principal estiramiento: Cuádriceps y psoas iliaco.

Variantes: 1. Con la pierna extendida

Eleva una pierna, con la rodilla extendida, a la altura del tronco y, desde ahí, realiza elevaciones y descensos como en el ejercicio original. Recuerda que el movimiento es mínimo, pues no se busca la articulación de la columna. Con esta variante se aumenta el trabajo del glúteo.

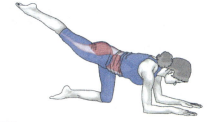

Claves para realizar bien este ejercicio

- Mantén activada la parte baja del abdomen (transverso abdominal) durante todo el ejercicio.
- Procura no mirar al frente ni hacia atrás, así mantendrás una elongación axial completa.
- La energía para mover la pierna se obtiene del glúteo, no de la espalda.
- Mantén inmóvil la zona lumbar y la cadera durante todo el ejercicio.
- El movimiento de la pierna es mínimo, pero la activación del glúteo es máxima.
- Respiración: Exhala en las elevaciones e inhala en los descensos.

 Notas: Debería hacerse todos los días un trabajo correcto del glúteo, que no implique articulación de la zona lumbar y que aumente la fuerza de esta musculatura. El glúteo es vital para el desplazamiento.

¿Cómo se hace?

1. Desde la posición en cuadrupedia, con los antebrazos apoyados en el suelo, la columna neutra y una pierna elevada con la rodilla flexionada 90 grados.

2. Mantén la flexión de la rodilla mientras realizas elevaciones y descensos de la pierna.

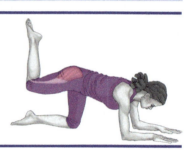

Adaptaciones

Si el problema está en el apoyo de las rodillas contra el suelo, puede hacerse el ejercicio de pie (véase el ejercicio 16 de pilates de pie).

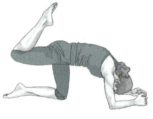

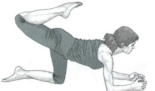

Error de ejecución: Hipercifosis dorsal. Redondeo excesivo de la parte alta de la espalda y desestabilización escapular. Este hábito genera sobrecarga y lesiones en la parte alta de la espalda, el cuello y los hombros.

Error de ejecución: Hiperlordosis lumbar. Arqueo excesivo de la zona lumbar y apertura de las costillas. Ocurre cuando se ha dejado de pensar en el abdomen y toda la atención pasa al glúteo.

2. Talón al glúteo

Al acercar el talón al glúteo se estira más el cuádriceps y se trabajan todavía más las fibras inferiores del glúteo mayor, así como de los isquiotibiales. Presta atención a la neutralidad de la columna, pues esta es la variante más intensa.

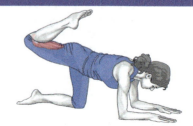

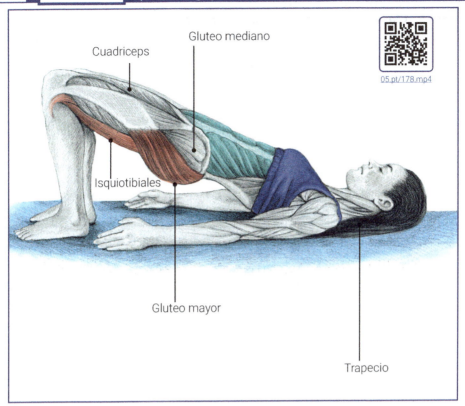

Cuadriceps

Gluteo mediano

05.pt/178.mp4

Isquiotibiales

Gluteo mayor

Trapecio

 Beneficios y transferencias del ejercicio

- Fortalecimiento de la cadena posterior.
- Aprendizaje del concepto cadera neutra o estabilización pélvica en posición supina y elevada.
- Siempre que se sea muy correcto en la articulación de la columna es un ejercicio desestresante en episodios de crisis o sobrecarga lumbar.
- Relajante.
- Enseña a elongar la columna de manera dinámica.

Claves para realizar bien este ejercicio

- La mirada siempre al techo, justo por encima de los ojos.
- Mantén el cuello elongado, en prolongación de la columna, sintiendo su extensión por detrás, como si alguien estuviera tirando de la parte posterior del cráneo.
- Con los cuatro tramos de articulación se le da orden a la elevación y descenso del tronco, pero también se puede hacer de manera fluida y continua.
- Mantén los talones cerca de la cadera, aunque no en exceso; esto te ayudará a articular mejor.
- Imagina que alguien va a subir encima de tu abdomen y este ha de estar preparado para soportar ese peso.
- Respiración: Inhala en la posición de preparación, exhala durante la subida del tronco y vuelve a inhalar durante la bajada.

¿Cómo se hace?

1. Desde decúbito supino, con las rodillas flexionadas, los pies apoyados en el suelo y los brazos a ambos lados del costado.

2. Eleva el tronco en el aire siguiendo un patrón de cuatro tramos de articulación. Primero se pasa la cadera de neutra a elevada con retroversión, después se eleva la zona lumbar, luego una pequeña parte de la espalda, y, finalmente, otro segmento de la espalda.

3. Baja el tronco siguiendo un orden inverso y con el mismo patrón de cuatro tramos.

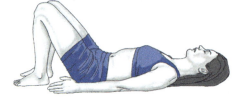 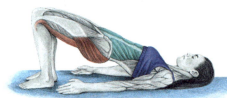

Variantes: 1. Con los pies sobre un rulo

El ejercicio se realiza exactamente igual, pero evitando que el rulo se mueva. Como es un apoyo inestable (es redondo y gira), el trabajo de la musculatura posterior, concretamente de los glúteos y los isquiotibiales, aumenta enormemente.

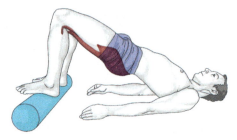

Para evitar la elevación más allá de lo adecuado coloca los pies sobre una altura. Con esta variante desaparece la sensación de que el puente se está elevando poco y se modera la elevación del tronco y la apertura de las costillas (véase el ejercicio 16 del capítulo 3, «Ejercicios adaptados»).

Para ejecutar la variante 1 sin trabajo lumbar en casos de crisis de dolor se puede colocar un arco bajo la zona lumbar y la cadera (véase el ejercicio 17 del capítulo 3, «Ejercicios adaptados»).

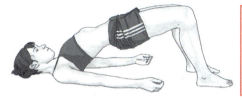

 Error de ejecución: Hiperlordosis lumbar y apertura de costillas. Ocurre cuando el patrón de articulación, durante la subida, no es bueno, no es ordenado, y cuando queremos sacar el movimiento solo de la espalda y no de la musculatura abdominal.

 Notas: Un puente bien realizado debe dibujar una línea recta, ascendente, desde el hombro hasta las rodillas; una vez terminado, solo genera sensación de trabajo en los glúteos y los isquiotibiales. También se pueden sentir los cuádriceps, pero de manera más secundaria.

Evita separar las rodillas, estas han de mantenerse tan abiertas como el ancho de la cadera, al igual que toda la pierna. Si se abren, se anula en gran medida la acción de las fibras inferiores del glúteo mayor.

 Músculos implicados:

Musculatura dinámica: Los paravertebrales articulan la columna, tanto en la elevación como en el descenso. El piramidal, el cuadrado crural, los isquiotibiales y el glúteo mayor realizan la retroversión inicial de la cadera. El recto mayor del abdomen flexiona la columna en el descenso del tronco.

Musculatura estabilizadora: Las fibras inferiores del trapecio estabilizan las escápulas para que los hombros no se acerquen a las orejas. Los oblicuos abdominales cierran las costillas.

Otros: El cuádriceps ha de alargarse o, mejor, sentir que se alarga para ayudar a los otros grupos musculares a mantener la cadera neutra, en el aire, al final del puente.

Principal estiramiento: Psoas.

2. Puente con patada

Eleva el puente y mantén la posición.

Extiende una pierna al frente, en diagonal, elévala hacia el tronco y flexiona, a la vez, el tobillo.

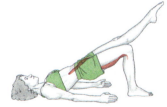

Baja la pierna, sin acercarla demasiado al suelo, extendiendo el tobillo. En esta variante se trabajan el cuádriceps y el psoas de la pierna activa, además de toda la musculatura anteriormente citada.

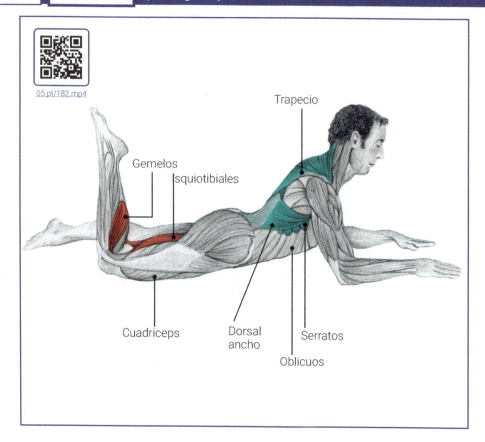

05.pt/182.mp4

Trapecio

Gemelos

Isquiotibiales

Cuadriceps

Dorsal ancho

Serratos

Oblicuos

🌿 **Beneficios y transferencias del ejercicio**

- Fortalecimiento de la zona lumbar en estiramiento.

- Aumento de la propiocepción de los oblicuos y del transverso abdominal en posición prona.

- Ayuda a entender la estabilización de las escápulas en situación de apoyo sobre los antebrazos y posición prona, postura muy utilizada en situación de descanso activo.

1. Colócate en posición decúbito prono, sobre los antebrazos, con el tronco y las piernas muy elongados.

2. Flexiona una rodilla hasta los 90 grados, con extensión del tobillo.

3. Abre un poco el ángulo de flexión y vuelve a flexionar a 90 grados, esta vez con flexión del tobillo.

4. Extiende la rodilla sin abandonar el tono muscular y realiza el mismo ejercicio con la otra pierna.

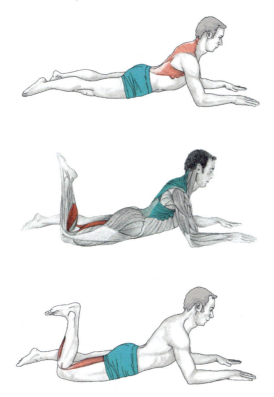

Ahora ya no son los antebrazos los que apoyan en el suelo, sino las manos. En esta variante, los tríceps juegan un papel importante.

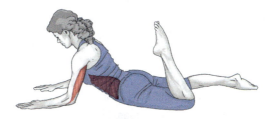

- Hay que hacer la flexión de rodilla como si hubiera una resistencia contra la que luchar.
- Intenta «sacar» la pierna de la cadera, tirando de ella mientras flexionas la rodilla.
- Mantén la mirada en diagonal, hacia el suelo, y así tendrás el cuello neutro y elongado.
- Toda la musculatura del tronco ha de estar luchando por conseguir una gran elongación y estabilización.
- Respiración: Inhala en la posición neutra. Exhala dos veces, una durante la flexión de rodilla con extensión del tobillo, y otra vez durante la siguiente flexión de rodilla con flexión del tobillo. Inhala para llegar, de nuevo, a la posición neutra.

─── **Adaptaciones** ───

Con un cojín bajo la cadera para evitar la flexión de la misma y la sobrecarga lumbar (véase el ejercicio 2 del capítulo 3, «Ejercicios adaptados»).

Con un cojín bajo la frente cuando la posición tumbado prono es incómoda para la respiración (véase el ejercicio 22 del capítulo 3, «Ejercicios adaptados»).

Para preservar la rótula se puede colocar un cojín bajo el muslo, en la parte más cercana a la rodilla (véase ejercicio 19 del capítulo 3, «Ejercicios adaptados»).

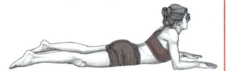

 Error de ejecución: No ser consciente del trabajo muscular de estabilización del tren superior lleva al abandono de las escápulas. Los hombros se acercan a las orejas, reduciendo el espacio discal de la columna cervical, y las sobrecargas del trapecio aparecen en poco tiempo con el consiguiente abandono del ejercicio.

Notas: Desestabilización escapular. Imagina que tienes que presionar un cojín de gomaespuma con el pie durante la patada con flexión de rodilla. Esa espuma ofrece una resistencia considerable, que ha de ser vencida con la fuerza de los isquiotibiales; sin embargo, el pie no debe llegar al glúteo, sino que ha de ser frenado antes. Esta es la intención con la que has de afrontar este ejercicio sencillo a la vista, pero complejo en su ejecución. Si no consigues generar esta fuerza con freno apenas sentirás el trabajo de los isquiotibiales.

 Músculos implicados:

Musculatura dinámica: El isquiotibial flexiona la rodilla y el gemelo y el tibial anterior hacen la flexoextensión del tobillo. El cuádriceps extiende la rodilla, tras las patadas.

Musculatura estabilizadora: Serratos, romboides, dorsal ancho, trapecios y erectores de la columna mantienen el tronco elongado y las escápulas estabilizadas. El transverso abdominal y los oblicuos disminuyen el estrés que pudiera generar la zona lumbar y media de la espalda.

Otros: El largo y el recto anterior realizan la elongación de la columna cervical. El tríceps ayuda en la estabilización del hombro y el codo.

Principal estiramiento: Cuádriceps y psoas.

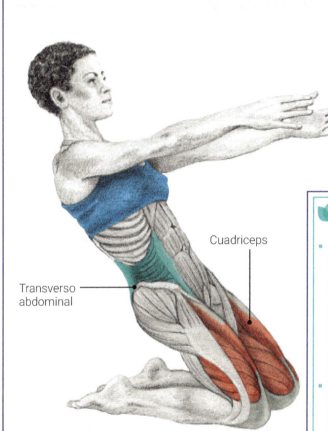

05.pt/184.mp4

Cuadriceps

Transverso
abdominal

Beneficios y transferencias del ejercicio

- Aumento de la fuerza elástica del cuádriceps. Un músculo entrenado de esta manera es menos susceptible de lesionarse en movimientos de estiramiento con fuerza inesperados, como, por ejemplo, y aplicado a este caso, el inicio de un sprint.

- Integración de los principios del método en un ejercicio en el que no parecen importantes.

 Músculos implicados:

Musculatura dinámica: Los protagonistas de este ejercicio son los cuádriceps, responsables de la extensión de la rodilla.

Musculatura estabilizadora: El transverso abdominal y los oblicuos abdominales son los que mantienen el tronco estable por delante, y, por detrás, el cuadrado lumbar.

Otros: El glúteo puede activarse durante la elevación para evitar la anteversión de la cadera, pero no ha de ser el principal foco de atención porque, de ese modo, la cadera pasará a retroversión y perderá su posición neutra.

Principal estiramiento: Cuádriceps.

Variantes: 1. Con un brazo elevado

Eleva el brazo mientras inclinas el tronco y las piernas hacia atrás. Este no ha de sobrepasar la línea de la cabeza. Al aumentar la palanca del tronco, el ejercicio se hace más arduo para las piernas y, además, se provoca que intervengan los oblicuos abdominales del lado del brazo.

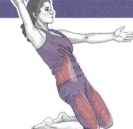

Claves para realizar bien este ejercicio

- Mantén el cuerpo como una plancha de hierro, sobre todo durante el movimiento.
- Dirige la mirada al frente en todo momento.
- Evita realizar movimientos bruscos.
- Reduce el rango de movimiento a tus posibilidades. Es mejor bajar poco y hacerlo de manera controlada que perder los principios del método por el camino.
- Respiración: Al ser un ejercicio duro en sus dos fases, puedes elegir. Tradicionalmente se inhala durante la bajada y se exhala durante la subida.

 Notas: En este ejercicio, el cuádriceps trabaja en contracción excéntrica, luchando contra la resistencia de la fuerza de la gravedad y frenando la caída del tronco inclinado. Por este motivo, la sensación de trabajo de las piernas es muy grande. En proporción a este esfuerzo, si se trabaja con una gran inclinación del tronco, las agujetas posteriores también son grandes.

¿Cómo se hace?

1. Desde la posición arrodillado, creciendo al techo con la fontanela y aplicando todos los principios del método.
2. Aumentar la flexión de las rodillas, inclinando en tronco hacia atrás, con los brazos extendidos al frente.
3. Volver a la posición inicial. Una vez iniciado el ejercicio pueden dejarse los brazos al frente.

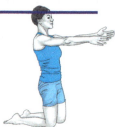

Adaptaciones

Si duele el apoyo de las rodillas en el suelo, puede colocarse un cojín sobre el que apoyarlas.

En caso de que sean los empeines los que duelan, puede colocarse una colchoneta enrollada o una manta bajo los mismos (véase el ejercicio 15 del capítulo 3, «Ejercicios adaptados»).

  Error de ejecución: Flexión de la cadera. Aumenta enormemente la flexión de la rodilla y su posible lesión por trabajar desde un ángulo excesivamente cerrado.

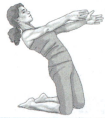

Error de ejecución: Extensión de la cadera. Llevar la cadera hacia delante, al estilo de un torero, generará sobrecarga en la zona lumbar y le quitará trabajo a los cuádriceps.

2. Oblicuo

Realiza un giro del tronco, acompañado por los brazos, sin que la cadera deje de mirar al frente. Aumenta el trabajo de los oblicuos abdominales sin necesidad de realizar flexiones del tronco.

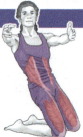

05.pt/186.mp4

Beneficios y transferencias del ejercicior

- Fortalecimiento de la cadena muscular posterior y soporte de la cadena muscular anterior.
- Introducción de nuevos patrones de movimiento.
- Aprendizaje de nuevas estabilizaciones en situación no habitual.

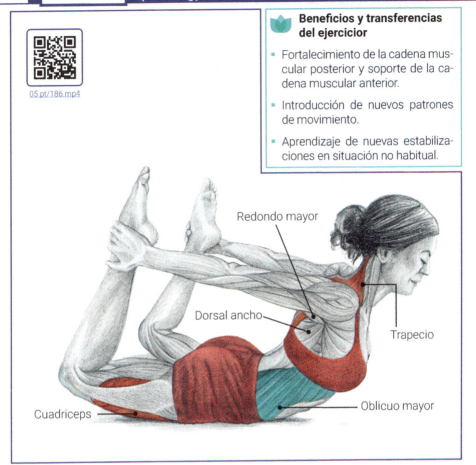

Redondo mayor

Dorsal ancho

Trapecio

Cuadriceps

Oblicuo mayor

Notas: La respiración es clave en este ejercicio. Se notará cómo al exhalar se obtiene más sostén y energía para la elevación del tronco. Para encontrar el equilibrio de peso entre el tren inferior y el superior se necesitan unas cuantas repeticiones, pero ahí está la clave para que la cadera encuentre un buen apoyo.

Error de ejecución: Abandono en la extensión de la rodilla. Esto impedirá que te eleves y, seguramente, saques la fuerza de la zona lumbar.

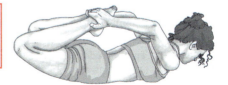

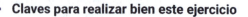

Claves para realizar bien este ejercicio

- Mantén un continuo tono muscular en los cuádriceps intentando extender las rodillas. Esta es la clave para la elevación del tronco.
- En la opción de balanceo, piensa que eres un balancín, que la superficie de balanceo son tus piernas y el cuerpo por delante.
- Mantén la vista al frente cuando estés elevado, así no sobrecargarás el cuello.
- **Respiración:** Inhala en la posición de inicio, y exhala intentando extender las rodillas y elevando el tronco.

¿Cómo se hace?

1. Desde decúbito prono, flexiona las rodillas y sujeta los pies por la zona del tobillo y el empeine.

2. Sin soltar el agarre, intenta extender las rodillas: no podrás hacerlo, pero esta acción hace que el tronco se eleve en una gran hiperextensión de la columna.

3. Opción: balancéate hacia delante y hacia atrás, manteniendo una inercia constante.

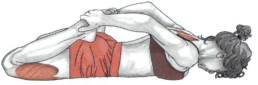

Adaptaciones

Se puede probar primero con «el cisne» (ejercicio 3 de nivel 3), o incluso, si se quiere empezar una progresión completa, desde la extensión dorsal (ejercicio 2 de nivel 1).

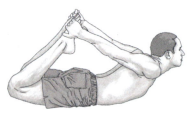

 Error de ejecución: Elevar la barbilla. Ocurre cuando no se sabe de dónde obtener la elevación del tronco. En este caso, conviene repasar la técnica del ejercicio e intentar sacar la fuerza de los cuádriceps con la extensión de la rodilla.

 Músculos implicados:

Musculatura dinámica: Mínimamente, el cuádriceps en su pequeño movimiento de «querer» extender las rodillas.

Musculatura estabilizadora: Romboides, trapecios y erectores de columna mantienen el tronco elongado y las escápulas estabilizadas. La conexión del transverso abdominal protege la zona lumbar. La musculatura lumbar, junto con el glúteo, mantiene la forma de barca del cuerpo.

Otros: El largo y el recto anterior realizan la elongación de la columna cervical.

Principal estiramiento: Cadena muscular anterior, antepulsores del hombro.

Extensión dorsal (2-1)
(breast stroke)

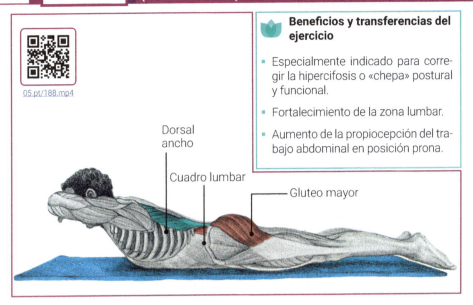

05.pt/188.mp4

Dorsal ancho

Cuadro lumbar

Gluteo mayor

Beneficios y transferencias del ejercicio

- Especialmente indicado para corregir la hipercifosis o «chepa» postural y funcional.
- Fortalecimiento de la zona lumbar.
- Aumento de la propiocepción del trabajo abdominal en posición prona.

Claves para realizar bien este ejercicio

- Más que elevar, es crecer hacia delante, elevando.
- La mirada siempre hacia el suelo, así se mantiene el cuello neutro y elongado.
- En los hombros, el cuello y los brazos no ha de haber tensión.
- Piensa que la elevación sale de la energía del abdomen.
- Respiración: Inhala en la posición 1 y exhala durante la elevación o posición 2.

Notas: Lo más importante en el ejercicio es buscar la elongación, la largura del tronco, y no la elevación al techo. Las piernas han de «pegarse al suelo», literalmente, para no activar en exceso la zona lumbar y sí trabajarla en la elongación.

 Músculos implicados:

Musculatura dinámica: El cuadrado lumbar y el dorsal largo trabajan, el primero aumentando la curva de la parte baja de la espalda y el segundo elongando la columna. Los transversos espinosos actúan extendiendo la columna. El recto mayor del abdomen trabaja en contracción excéntrica, dando sostén a la elevación.

Musculatura estabilizadora: Los glúteos, los isquiotibiales y el transverso abdominal estabilizan la cadera y ayudan a la consecución de la «largura» del tren inferior. Las fibras inferiores del trapecio actúan como estabilizadores escapulares.

Otros: El deltoides posterior mantiene los codos separados.

Principal estiramiento: Recto mayor del abdomen.

¿Cómo se hace?

1. Desde la posición decúbito prono (tumbado sobre el pecho), con las manos bajo la frente y los codos abiertos y relajados.

2. Realizar extensiones de la columna buscando, a la vez, crecer hacia delante. Durante la bajada del tronco se mantiene la elongación de la columna, y son las manos las últimas que llegan a tocar el suelo.

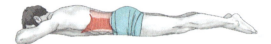

Adaptaciones

Con un cojín bajo la cadera para evitar su flexión y la sobrecarga lumbar (véase el ejercicio 2 del capítulo 3, «Ejercicios adaptados»).

Cuando las piernas se abren excesivamente es conveniente apretar una pelota entre los muslos (véase el ejercicio 18 del capítulo 3, «Ejercicios adaptados»).

Con un cojín bajo la frente cuando la posición tumbado prono es incómoda para la respiración (ver el ejercicio 22 del capítulo 3, «Ejercicios adaptados»).

 Error de ejecución: Barbilla elevada y hombros cerca de las orejas. Estos dos gestos, llevados a los principios del método, se traducirían en pérdida de la elongación cervical y de la estabilización escapular. Producen sobrecarga en la parte alta de la espalda y el cuello y hacen que el ejercicio pierda la mayor parte del beneficio.

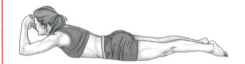

Variantes: 1. Con brazada tras la elevación

Aumenta el tiempo de mantenimiento del tronco en elevación, por lo que aumenta también la intensidad del ejercicio. Especialmente indicado para escoliosis dorsales suaves y cifosis dorsales. Los brazos han de ir hacia atrás a modo de una brazada de natación, buscando la máxima elongación en su recorrido final, como queriendo tocar la pared de atrás con los dedos de las manos.

Trabaja toda la musculatura dorsal medial.

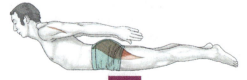

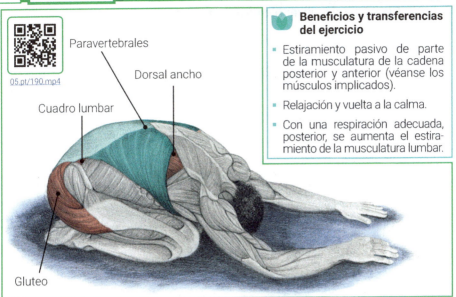

Paravertebrales

Dorsal ancho

Cuadro lumbar

Gluteo

05.pt/190.mp4

Beneficios y transferencias del ejercicio

- Estiramiento pasivo de parte de la musculatura de la cadena posterior y anterior (véanse los músculos implicados).

- Relajación y vuelta a la calma.

- Con una respiración adecuada, posterior, se aumenta el estiramiento de la musculatura lumbar.

Músculos implicados:

Musculatura dinámica: No entra en juego musculatura dinámica, ni estabilizadora, puesto que el objetivo es la relajación. Por lo tanto, se dejará que el cuerpo reaccione con naturalidad, respetando su patrón biomecánico.

Principal estiramiento: Cabe destacar que el cuadrado lumbar, el glúteo mayor y los flexores del cuello estiran de manera pasiva. También se estira el dorsal ancho si se elige la opción de los brazos extendidos. Finalmente, si la estructura del tobillo lo permite, los flexores dorsales también se estiran.

Notas: En algunas escuelas, la bolita se denomina shell stretch o concha. Con el tiempo he comprobado que el término bolita se entiende más rápidamente y que se puede aplicar tanto a la postura en sedestación, en decúbito lateral o en decúbito supino, con agarre de las piernas por detrás.

Variantes: 1. Con los brazos atrás   2. En sedestación

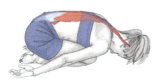

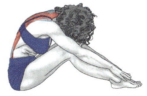

Coloca los brazos hacia atrás, completamente relajados. También puedes recogerlos, flexionando los codos y llevando las manos al hueco entre el pecho y el cuello. Con estas variantes se deja de estirar el dorsal ancho y se evita el dolor en los hombros.

Siéntate y flexiona el tronco, dejando el cuello, los brazos y los hombros relajados. La respiración es la misma y la única diferencia es que no estiras ni el dorsal ancho ni los flexores dorsales del tobillo.

Claves para realizar bien este ejercicio

- Apoya el inicio de la fontanela en el suelo, no la frente; así el cuello se mantiene en extensión.
- Si la postura es incómoda o dolorosa para las rodillas, los tobillos o los dedos de los pies, busca los ejercicios adaptados que resuelvan estos problemas. La bolita es un ejercicio que se mantiene en el tiempo, y en su ejecución ha de buscarse la comodidad.
- Si en la postura original duelen los hombros, busca la solución en las variantes de ejecución.
- Si el volumen abdominal impide la posición de bolita, busca la solución en las variantes de ejecución.
- Respiración: Ha de ser relajada y suave, enviando el aire a la parte baja y posterior de la espalda. Tanto al inhalar como al exhalar, imagina que unas compuertas se abren en la zona lumbar, dejando que el agua de un embalse fluya.

¿Cómo se hace?

1. Siéntate con el glúteo apoyado en los talones y las rodillas en el suelo. El tronco flexionado, los brazos hacia delante y la frente apoyada en el suelo.

Adaptaciones

Si duelen las rodillas, puede colocarse una colchoneta enrollada detrás de estas, en el hueco poplíteo (véase el ejercicio 14 del capítulo 3, «Ejercicios adaptados»).

Si por el volumen abdominal no puede hacerse una bolita prona, puede optarse por la variante 2, en sedestación.

Si duelen los tobillos o los dedos de los pies, puede colocarse una colchoneta enrollada bajo los pies o los tobillos (véase el ejercicio 15 del capítulo 3, «Ejercicios adaptados»).

Si duelen los hombros al tener los brazos adelantados y extendidos, pueden recogerse entre el pecho y cuello, o llevarlos hacia atrás (véase la variante 1, con los brazos recogidos).

 Error de ejecución: Mala colocación de la cabeza y los tobillos. Únicamente ha de tenerse precaución en la colocación de la cabeza, que tiene que apoyarse en el inicio de la fontanela y no en la frente. Los tobillos deben estar en posición alineada o, si aparece dolor, en valgo. No se han de colocar en varo, ya que puede aumentar la sensibilidad del ligamento lateral interno de la rodilla.

3. Con las rodillas ampliamente separadas

En el caso de que se tenga un abdomen prominente o se esté embarazada, se puede seguir haciendo bolita siempre que la posición de rodillas separadas sea cómoda (es como hacer una «rana»). En caso de embarazo, no habrá problema, pues la elasticidad de la cadera aumenta, pero cuando el motivo de la variante es el volumen abdominal por sobrepeso, puede que no sea posible.

4. En posición supina

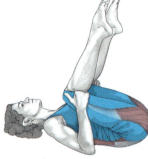

Abrázate las piernas, con las rodillas flexionadas, y relaja todo el cuerpo en esta posición.

Cuádriceps (1)

¿Cómo se hace?

Desde la posición decúbito prono, con la cadera pegada al suelo.
Realiza una flexión de rodilla y, ayudándote con la mano del mismo lado, acerca el talón al glúteo.

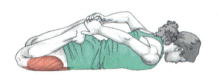

Isquiotibiales y gemelo (2)

¿Cómo se hace?

Desde la posición decúbito supino, con la pierna de apoyo flexionada.
Para estirar los isquiotibiales puede mantenerse un mínimo de flexión en la rodilla, pero para conseguir estirar el gemelo habrá que extenderla, además de flexionar el tobillo.

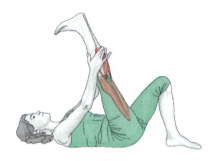

Glúteo mayor y cuadrado lumbar (3)

¿Cómo se hace?

Desde la posición decúbito supino.
Flexiona las rodillas, acércalas al pecho y abrázalas por detrás.

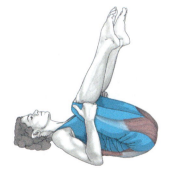

Glúteo mediano y costado (4)

¿Cómo se hace?

Desde la posición decúbito supino con las palmas de las manos mirando al techo.
Acerca las rodillas al pecho y gira el tronco hasta que las piernas reposen en el suelo.

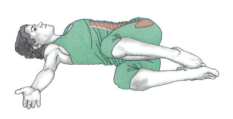

Dorsal (5)

¿Cómo se hace?

Colócate en posición de sedestación. Flexiona las rodillas y abraza las piernas dejando que la cabeza «caiga» sin tensión ni freno en el cuello.

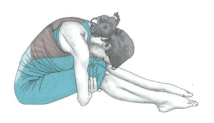

Pectoral (6)

¿Cómo se hace?

Desde la poición de sentado con las piernas cruzadas, o mejor en una silla.
Eleva el brazo con el codo flexionado y la palma de la mano mirando al frente.
Lleva el brazo hacia atrás, manteniendo la misma altura en el codo y el hombro, y con la otra mano estira las fibras del pectoral en dirección contraria al codo, hacia el esternón.

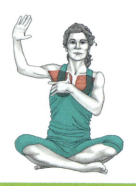

Cadena anterior (7)

¿Cómo se hace?

Ten preparada una manta enrollada, una pelota de espuma o un cojín de dureza media. Túmbate boca arriba con las rodillas flexionadas y los pies apoyados en el suelo. Eleva el tronco como lo harías en el ejercicio 2 de nivel 2, «el puente», y coloca la manta debajo de la cadera.
Deshaz el puente dejando reposar el peso de todo el cuerpo entre el suelo y la manta.

Cadena posterior (8)

¿Cómo se hace?

Túmbate boca abajo sobre un objeto redondeado que has de colocar bajo la zona de la cadera y el abdomen.
Deja reposar el peso de todo el cuerpo.

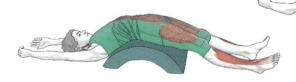

Estiramientos y relax

Cadena lateral (9)

¿Cómo se hace?

Túmbate de lado sobre un objeto redondeado que has de colocar bajo la zona de cadera y el costado.
Con los brazos a ambos lados de la cabeza, deja reposar el peso de todo el cuerpo.

Hombro y trapecio (10)

¿Cómo se hace?

En sedestación, con las piernas cruzadas, entrelaza las manos por detrás de la espalda.
Tira de ellas hacia abajo y hacia atrás sintiendo cómo los hombros y el tórax se abren por delante.

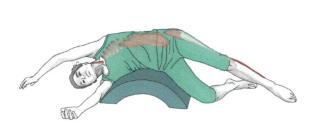

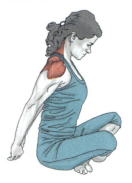

Cuello (11)

Para estirar la parte posterior

¿Cómo se hace?

Manteniendo la elongación axial (intentando tocar con la fontanela el techo), realiza una flexión frontal del cuello, acercando la barbilla a la garganta.

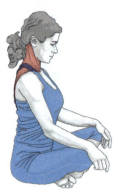

Para estirar la parte lateral

¿Cómo se hace?

Manteniendo la elongación axial, realiza una flexión lateral del cuello, acercando la oreja al hombro.

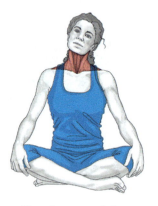

Para estirar el trapecio

¿Cómo se hace?

Manteniendo la elongación axial, realiza un giro del cuello y, poste riormente, una flexión acercando ese lado de la mandíbula al cuello.

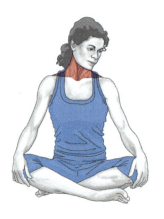

Para estirar la parte delantera

¿Cómo se hace?

Manteniendo la elongación axial, eleva la barbilla manteniendo la parte posterior del cuello tan estirada como puedas. La sensación es de alargamiento por detrás y de estiramiento de la piel por delante.

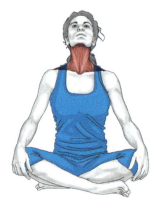

Preparación abdominal (1-1)
(ab prep)

¿Cómo se hace?

1. Desde la posición de arrodillado, con las manos tras la nuca, realiza una flexión del tronco sin perder la elongación axial.

2. Vuelve a la posición de origen realizando una extensión del tronco hasta llegar a la posición neutra de la columna.

> ### ⓘ Musculatura implicada
>
> - Recto mayor del abdomen.
> - Transverso abdominal.
> - Glúteo mayor.
> - Isquiotibiales.

Principal estiramiento

Cuadrado lumbar.

05.pt/196.mp4

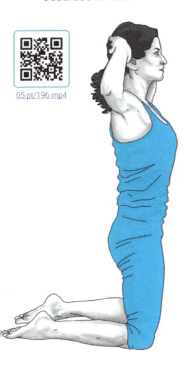

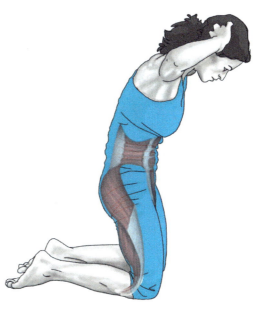

Respiración

Inhala en la posición neutra, exhala durante la flexión del tronco e inhala volviendo a la posición inicial.

Diferencias y similitudes con el ejercicio de suelo

Debido a la necesidad de mantener la cadera neutra es más difícil conseguir un trabajo abdominal completo. Sin embargo, la necesidad de mantener así la cadera propicia que se trabaje el glúteo y los isquiotibiales.

Extensión dorsal (2-1)
(breast stroke)

¿Cómo se hace?

1. Desde la posición de bipedestación, con las manos tras la nuca y las rodillas suavemente flexionadas para evitar el bloqueo.

2. Extender la columna, manteniendo las costillas cerradas y la mirada al frente, y volver a la posición neutra y elongada.

 Musculatura implicada

- Dorsales mediales
- Recto mayor del abdomen
- Abdominales oblicuos.

Principal estiramiento

Rectus abdominis

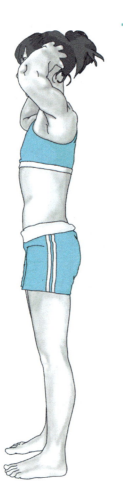

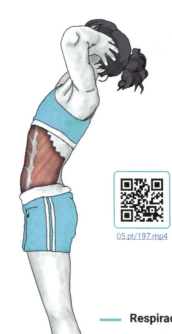

05.pt/197.mp4

Respiración

Inhala en la posición neutra, exhala durante la extensión de la columna e inhala volviendo al inicio.

Diferencias y similitudes con el ejercicio de suelo

Al no tener la presión del suelo contra la parte delantera del cuerpo, resulta más sencilla la extensión de la columna. No obstante, esta facilidad de ejecución puede resultar negativa en caso de no realizar una buena estabilización pélvica.

Media rueda (4-1)
(half roll back)

¿Cómo se hace?

1. Desde la posición de bipedestación, con los brazos elevados.

2. Realiza una flexión del tronco y una retroversión de la cadera y vuelve a la posición neutra y elongada.

Principal estiramiento

Cuadrado lumbar.

05.pt/198.mp4

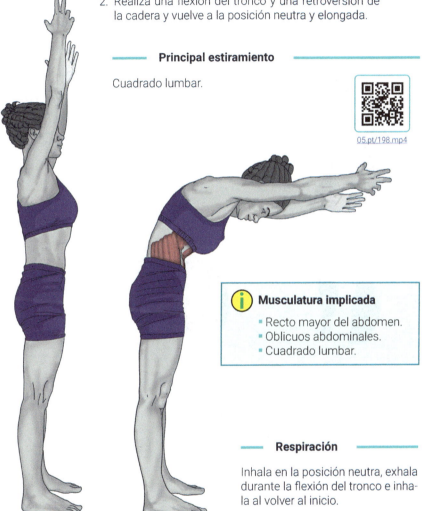

Musculatura implicada

- Recto mayor del abdomen.
- Oblicuos abdominales.
- Cuadrado lumbar.

Respiración

Inhala en la posición neutra, exhala durante la flexión del tronco e inhala al volver al inicio.

Diferencias y similitudes con el ejercicio de suelo

Puede despistar que el movimiento se realice hacia delante y no hacia atrás, como sería en el ejercicio de suelo. Esta mecánica se traduce en que el recto mayor del abdomen trabaja la contracción concéntrica durante la media rueda y la excéntrica en la fase de vuelta a la posición neutra, siguiendo un esquema contrario al que se desarrolla en el suelo.

¿Cómo se hace?

1. Desde la posición de bipedestación, con los brazos a ambos lados del tronco.

2. Realiza una flexión profunda del tronco y una retroversión de cadera, colocando los brazos paralelos al suelo, y vuelve a la posición neutra y elongada.

Musculatura implicada

- Recto mayor del abdomen.
- Cuadrado lumbar.

Principal estiramiento

Erectores de la columna, cuadrado lumbar, deltoides anterior, isquiotibiales y glúteo mayor.

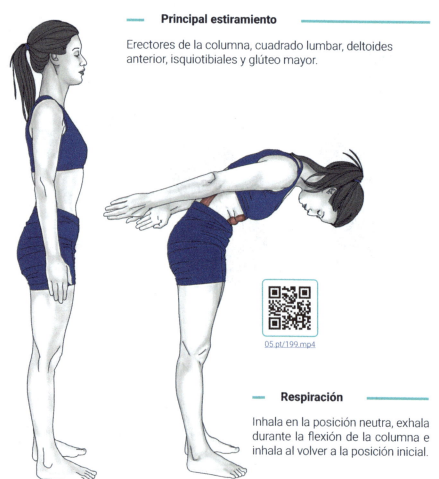

05.pt/199.mp4

Respiración

Inhala en la posición neutra, exhala durante la flexión de la columna e inhala al volver a la posición inicial.

Diferencias y similitudes con el ejercicio de suelo

De pie, el movimiento de flexión del tronco se realiza hacia delante, por lo que el recto mayor del abdomen trabaja en contracción concéntrica durante la flexión, y en excéntrica durante la extensión hasta su posición neutra.

¿Cómo se hace?

1. Desde la posición de bipedestación, con los brazos extendidos al frente y una pierna elevada y extendida.

2. Realiza círculos con la pierna elevada en una y otra dirección.

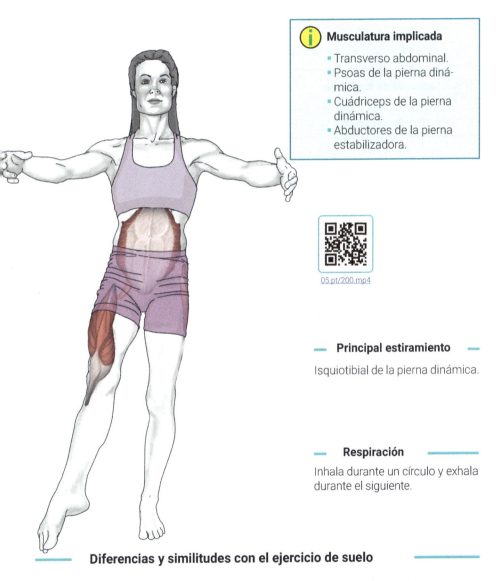

ⓘ Musculatura implicada

- Transverso abdominal.
- Psoas de la pierna dinámica.
- Cuádriceps de la pierna dinámica.
- Abductores de la pierna estabilizadora.

05.pt/200.mp4

Principal estiramiento

Isquiotibial de la pierna dinámica.

Respiración

Inhala durante un círculo y exhala durante el siguiente.

Diferencias y similitudes con el ejercicio de suelo

El trabajo del recto mayor del abdomen no se hace tan evidente; sin embargo, se nota mucho más el del transverso abdominal y el del psoas. También se trabajan los cuádriceps de la pierna dinámica y los aductores de la pierna estabilizadora del equilibrio.

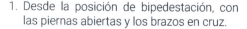

¿Cómo se hace?

1. Desde la posición de bipedestación, con las piernas abiertas y los brazos en cruz.

2. Rota el tronco dejando que los brazos y la mirada acompañen al movimiento. La cadera ha de mantenerse inmóvil, mirando siempre el frente.

3. Vuelve a la posición neutra y elongada.

 Musculatura implicada

- Oblicuo abdominal menor del lado del giro.
- Oblicuo abdominal mayor del lado contrario al giro.

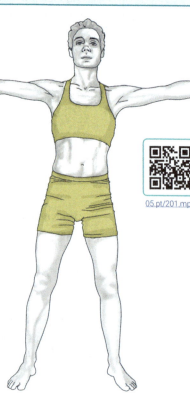

05.pt/201.mp4

Principal estiramiento

Erectores de la columna, cuadrado lumbar, deltoides anterior, isquiotibiales y glúteo mayor.

Respiración

Inhala en la posición neutra, exhala durante la rotación del tronco e inhala al volver al inicio.

Diferencias y similitudes con el ejercicio de suelo

Se elimina la dificultad de mantener la elongación del tronco en posición sentada, pero hay que ser más consciente de la inmovilidad de la cadera y de las piernas.

¿Cómo se hace?

1. Desde la posición de bipedestación, con los brazos elevados.

2. Realiza una flexión del tronco, la cadera y la rodilla hasta llegar con las manos a ambos lados del tobillo.

3. Vuelve a la posición neutra, deshaciendo la bolita en conjunto. El ejercicio es fluido, dinámico y enlazado.

Principal estiramiento

Erectores de la columna.

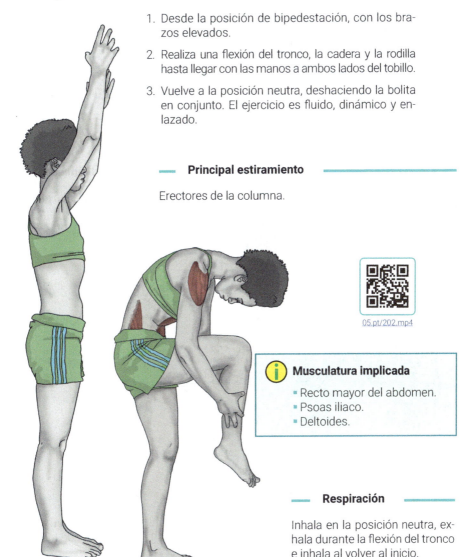

05.pt/202.mp4

(i) Musculatura implicada

- Recto mayor del abdomen.
- Psoas iliaco.
- Deltoides.

Respiración

Inhala en la posición neutra, exhala durante la flexión del tronco e inhala al volver al inicio.

Diferencias y similitudes con el ejercicio de suelo

Se diferencian por el dinamismo de los brazos, la ausencia de contacto del suelo contra la espalda y la necesidad de mantener el equilibrio. Es un ejercicio mucho más complejo e intenso que «rodar como una pelota». Sin embargo, sigue ofreciendo el beneficio de estiramiento de los erectores de la columna.

¿Cómo se hace?

1. Desde la posición de bipedestación, con una pierna elevada y flexionada, y las manos suavemente colocadas a ambos lados de la rodilla.

2. Extiende al frente la pierna flexionada y eleva los brazos.

 Musculatura implicada

- Transverso abdominal.
- Psoas de la pierna dinámica.
- Cuádriceps de la pierna dinámica.
- Glúteo de la pierna estabilizadora.
- Erectores de la columna.

Principal estiramiento

Cadena posterior del lado de la pierna elevada.

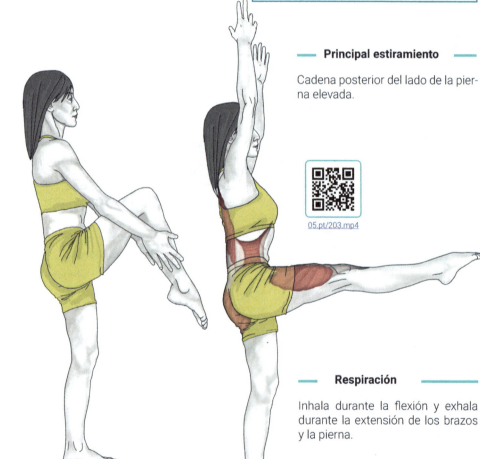

05.pt/203.mp4

Respiración

Inhala durante la flexión y exhala durante la extensión de los brazos y la pierna.

Diferencias y similitudes con el ejercicio de suelo

Completamente diferente en lo que respecta al trabajo del recto mayor del abdomen que, en este caso, es estabilizador del tronco. Este ejercicio implica un gran estiramiento de la cadena posterior del lado de la pierna extendida al frente y la mejora de la fortaleza de la cadena anterior del mismo lado.

¿Cómo se hace?

1. Desde la posición de arrodillado, con las manos tras la nuca, realiza una flexión del tronco y una rotación, sin perder la elongación axial.

2. Vuelve a la posición de origen, deshaciendo el giro y realizando una extensión del tronco, hasta llegar a la posición neutra de la columna.

Musculatura implicada

- Recto mayor del abdomen.
- Oblicuo menor del lado del giro.
- Oblicuo mayor del lado contrario al giro.
- Glúteo mayor.
- Isquiotibiales.

Principal estiramiento

Cuadrado lumbar del lado contrario al giro.

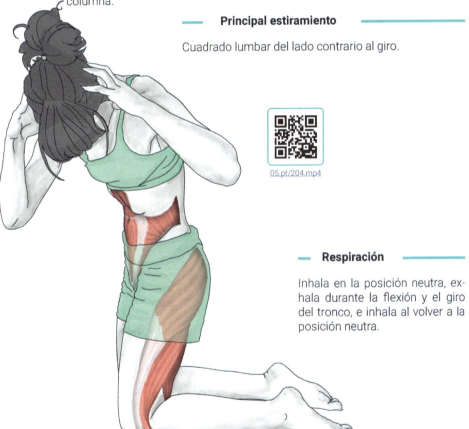

05.pt/204.mp4

Respiración

Inhala en la posición neutra, exhala durante la flexión y el giro del tronco, e inhala al volver a la posición neutra.

Diferencias y similitudes con el ejercicio de suelo

Como la base de sustentación es menor que en el ejercicio de suelo, se necesitará una mayor activación de los oblicuos. No obstante, al ser un ejercicio más aéreo, habrá que prestar más atención a la hora de estabilizar la cadera para sentir un trabajo abdominal completo. En suelo, la sensación de trabajo es inmediata y fácil de conseguir porque se lucha contra la fuerza de la gravedad; de pie, sin embargo, es al contrario.

¿Cómo se hace?

1. Desde la posición de bipedestación, con una pierna elevada y flexionada, y las manos suavemente colocadas a ambos lados del tobillo.

2. Extiende al frente la pierna flexionada sin dejar de agarrar el tobillo.

Musculatura implicada

- Transverso abdominal.
- Psoas de la pierna dinámica.
- Cuádriceps de la pierna dinámica.
- Glúteo de la pierna estabilizadora.
- Erectores de la columna.

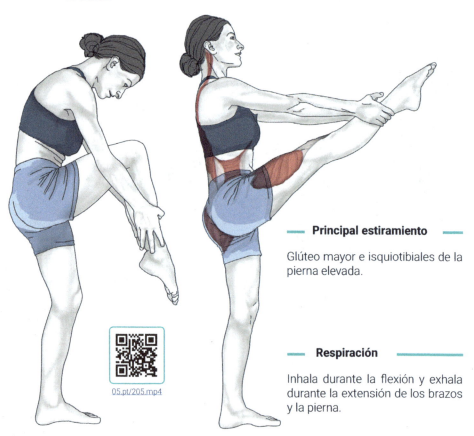

05.pt/205.mp4

Principal estiramiento

Glúteo mayor e isquiotibiales de la pierna elevada.

Respiración

Inhala durante la flexión y exhala durante la extensión de los brazos y la pierna.

Diferencias y similitudes con el ejercicio de suelo

Al margen de la clara diferencia que supone estar manteniendo el equilibrio, este ejercicio se asemeja bastante a su homólogo de suelo. Es más intenso por la situación de la palanca, la pierna, en lucha clara contra la fuerza de la gravedad, que hace que el psoas y el cuádriceps trabajen más. Al no haber flexión de la columna, el recto mayor del abdomen actúa como estabilizador.

¿Cómo se hace?

1. Desde la posición de bipedestación, con las piernas juntas y rotación externa de cadera.

2. Flexiona las rodillas hasta un ángulo de 90 grados, manteniendo la rotación externa, y vuelve a la posición de partida.

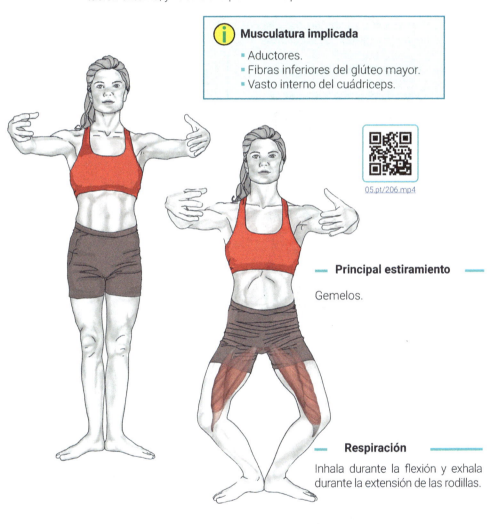

(i) Musculatura implicada

- Aductores.
- Fibras inferiores del glúteo mayor.
- Vasto interno del cuádriceps.

05.pt/206.mp4

Principal estiramiento

Gemelos.

Respiración

Inhala durante la flexión y exhala durante la extensión de las rodillas.

Diferencias y similitudes con el ejercicio de suelo

Se trabaja la musculatura completa de la pierna, sobre todo en la fase de elevación o extensión de las rodillas. En este ejercicio es más sencillo el mantenimiento de la cadera neutra debido a la posición en bipedestación. La limitación en la bajada suele producirse por acortamiento de los gemelos. Es un ejercicio muy bueno para compensar las rodillas en valgo.

¿Cómo se hace?

1. Desde la posición de bipedestación, con las piernas abiertas y los brazos en cruz.

2. Rota el tronco, dejando que los brazos y la mirada acompañen al movimiento, y realiza un giro para llevar el brazo hacia la pierna contraria. La cadera ha de mantenerse inmóvil, mirando siempre el frente.

3. Vuelve a la posición neutra y elongada deshaciendo primero el giro y, después, la flexión de la columna.

Principal estiramiento

Cuadrado lumbar del lado contrario al giro.

ℹ Musculatura implicada

- Oblicuo abdominal menor del lado del giro.
- Oblicuo abdominal mayor del lado contrario al giro.

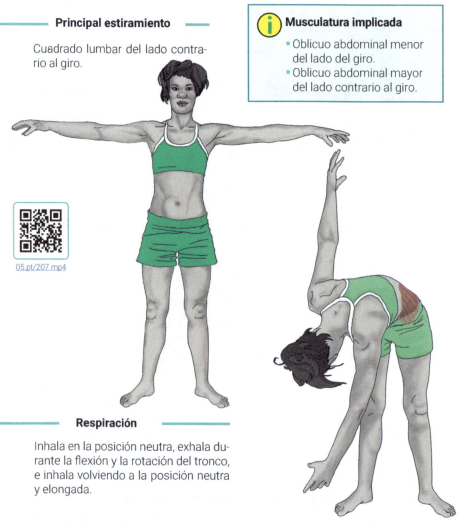

05.pt/207.mp4

Respiración

Inhala en la posición neutra, exhala durante la flexión y la rotación del tronco, e inhala volviendo a la posición neutra y elongada.

Diferencias y similitudes con el ejercicio de suelo

Son muy similares si se es consciente de que la energía para el giro y la flexión del tronco salen del abdomen; en caso contrario, no dejará de ser un ejercicio de estiramiento al uso.

¿Cómo se hace?

1. Desde la posición de bipedestación, con los brazos elevados, realiza una flexión del tronco y una rotación, sin perder la elongación axial.

2. Vuelve a la posición de origen, deshaciendo el giro y realizando una extensión del tronco, hasta llegar a la posición neutra de la columna.

Principal estiramiento

Cuadrado lumbar del lado contrario al giro.

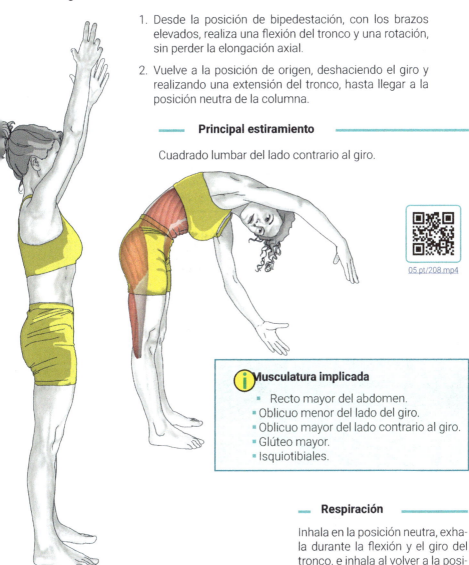

05.pt/208.mp4

Musculatura implicada

- Recto mayor del abdomen.
- Oblicuo menor del lado del giro.
- Oblicuo mayor del lado contrario al giro.
- Glúteo mayor.
- Isquiotibiales.

Respiración

Inhala en la posición neutra, exhala durante la flexión y el giro del tronco, e inhala al volver a la posición neutra.

Diferencias y similitudes con el ejercicio de suelo

Al elevar los brazos se aumenta el largo de la palanca del tronco y, en consecuencia, la intensidad del ejercicio también es mayor. La ampliación de la palanca facilita la flexión del tronco, ayudado por la fuerza de la gravedad; sin embargo, la dificultad llega cuando se tiene que seguir flexionando y esta misma fuerza vence hacia el suelo. El freno sale de los isquiotibiales y del glúteo.

¿Cómo se hace?

1. Desde la posición de bipedestación, con la mano contraria a la pierna de trabajo en el abdomen y el otro brazo extendido.
2. Aleja la pierna del lado del brazo extendido manteniendo la rodilla mirando al frente.
3. Lleva la pierna a la posición de origen sin que el pie toque el suelo. Para ello tendrás que hacer una pequeña flexión de la rodilla.

> **ⓘ Musculatura implicada**
>
> - Glúteo mediano y pequeño de la pierna dinámica.
> - Tensor de la fascia lata de la pierna dinámica.
> - Piramidal de la pierna dinámica.
> - Deltoides glúteo de la pierna que equilibra.

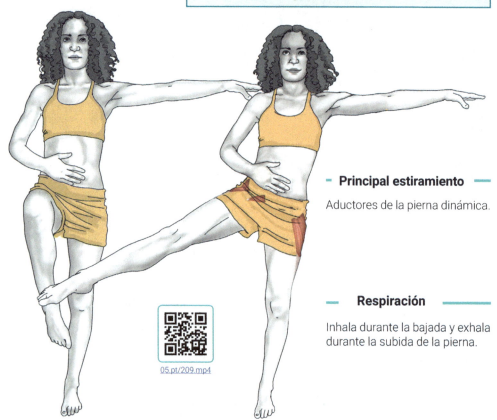

Principal estiramiento

Aductores de la pierna dinámica.

Respiración

Inhala durante la bajada y exhala durante la subida de la pierna.

05.pt/209.mp4

Diferencias y similitudes con el ejercicio de suelo

El trabajo muscular es muy parecido en relación con la pierna de trabajo dinámico. Sin embargo, la otra pierna, la que realiza el trabajo de equilibrio, también trabaja, y eso es algo que no ocurre en el ejercicio de suelo.

¿Cómo se hace?

1. Desde la posición de bipedestación, con la mano contraria a la pierna de trabajo en el abdomen y el otro brazo extendido.

2. Aleja la pierna del lado del brazo extendido manteniendo la rodilla mirando al frente o con rotación externa de cadera, según los objetivos.

3. Mantén la pierna inmóvil mientras realizas círculos con el tobillo en ambos sentidos. También puedes hacer flexoextensiones.

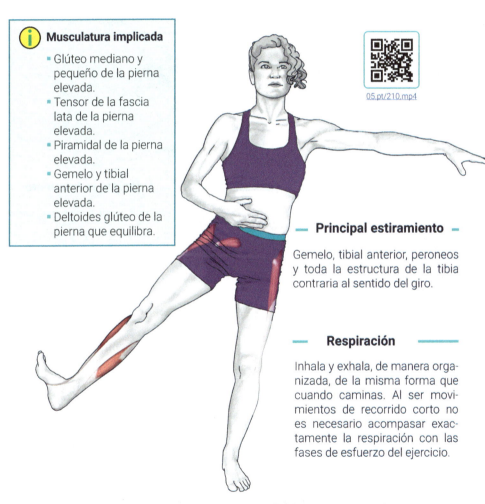

ⓘ Musculatura implicada

- Glúteo mediano y pequeño de la pierna elevada.
- Tensor de la fascia lata de la pierna elevada.
- Piramidal de la pierna elevada.
- Gemelo y tibial anterior de la pierna elevada.
- Deltoides glúteo de la pierna que equilibra.

05.pt/210.mp4

Principal estiramiento

Gemelo, tibial anterior, peroneos y toda la estructura de la tibia contraria al sentido del giro.

Respiración

Inhala y exhala, de manera organizada, de la misma forma que cuando caminas. Al ser movimientos de recorrido corto no es necesario acompasar exactamente la respiración con las fases de esfuerzo del ejercicio.

Diferencias y similitudes con el ejercicio de suelo

Este ejercicio es similar a la variante 3 de la «serie lateral de piernas», de nivel 1. El trabajo muscular de la pierna de la acción dinámica es muy parecido, pero la otra pierna, la que realiza el trabajo de equilibrio, también trabaja, y eso es algo que no ocurre en el ejercicio de suelo.

¿Cómo se hace?

1. Desde la posición de bipedestación, con los brazos extendidos al frente y una rodilla flexionada y suavemente elevada.

2. Extiende la pierna hacia atrás en un movimiento que incluya la extensión de la cadera, y realiza pequeñas elevaciones manteniendo la cadera neutra.

> ### ⓘ Musculatura implicada
>
> - Glúteo mayor de la pierna elevada.
> - Fibras superiores de los isquiotibiales de la pierna elevada.
> - Abductores de la pierna de apoyo.

05.pt/211.mp4

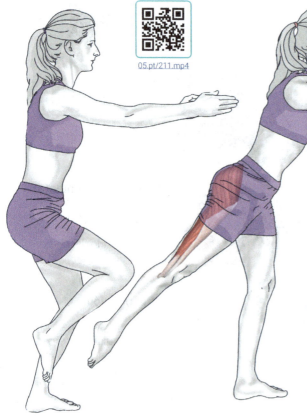

— Principal estiramiento —

Psoas iliaco de la pierna elevada.

— Respiración —

Si haces un gran recorrido, inhala durante la flexión y exhala con cada extensión. Si mantienes la pierna elevada y realizas superaciones, respira de manera organizada, de la misma forma que al caminar.

— Diferencias y similitudes con el ejercicio de suelo —

La libertad de no tener el contacto de la cadera contra el suelo permite una elevación mayor de la pierna, esto aumenta el trabajo del glúteo, pero hay que tener más cuidado para conseguir mantener las estabilizaciones de la cadera y el tronco durante todo el ejercicio. Por supuesto, la pierna de apoyo trabaja, al igual que en otros ejercicios similares, cosa que en el suelo no pasa.

¿Cómo se hace?

1. Desde la posición de bipedestación, con una ligera flexión de las rodillas y los brazos a ambos lados del tronco.

2. Realizar una flexión profunda del tronco, dejando caer la cabeza y los brazos relajados por delante del cuerpo.

> **Musculatura implicada**
> - Cuádriceps.

Principal estiramiento

Cuadrado lumbar y erectores de la columna.

05.pt/212.mp4

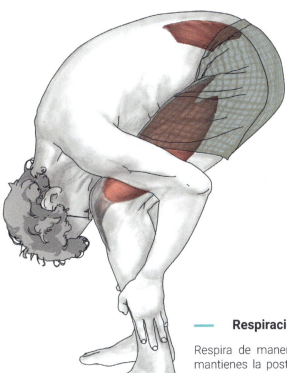

Respiración

Respira de manera relajada mientras mantienes la postura de estiramiento, sin pretender llevar ningún ritmo.

Diferencias y similitudes con el ejercicio de suelo

Es más tónico, puesto que hay que mantener la postura sobre las dos piernas. Sin embargo, hay una mayor relajación de los hombros y de la zona cervical.

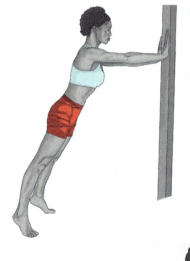

¿Cómo se hace?

1. Desde la posición de bipedestación, con los brazos extendidos y las manos apoyadas en la pared.

2. Realiza flexoextensiones de los codos, manteniendo el tronco y las piernas como una plancha de hierro. Puedes hacer flexiones para el pectoral, con los brazos más abiertos, o para el tríceps, con los brazos alineados con los costados.

Principal estiramiento

Pectoral y deltoides anterior.

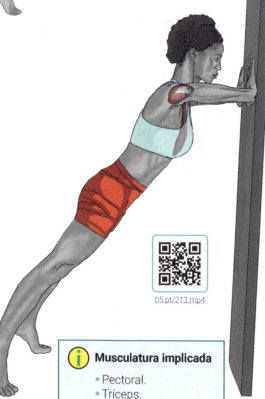

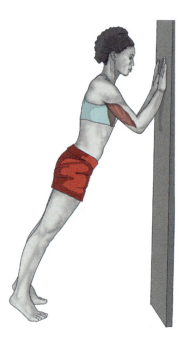

05.pt/213.mp4

(i) Musculatura implicada

- Pectoral.
- Tríceps.

Respiración

Inhala durante la flexión de los codos y exhala durante la extensión.

Diferencias y similitudes con el ejercicio de suelo

Este tipo de fondo es mucho menos intenso, por lo que se convierte en un ejercicio idóneo para la iniciación a los fondos en el suelo.

¿Cómo se hace?

1. Desde la posición de bipedestación, con los brazos a ambos lados del tronco o extendidos al frente.

2. Realiza una flexión profunda de las rodillas, inclinando el tronco hacia delante. Las rodillas nunca han de adelantar a los pies y la espalda ha de mantenerse elongada y neutra.

> **Musculatura implicada**
> - Cuádriceps.
> - Glúteo.

Principal estiramiento

Glúteo mayor.

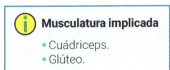

05.pt/214.mp4

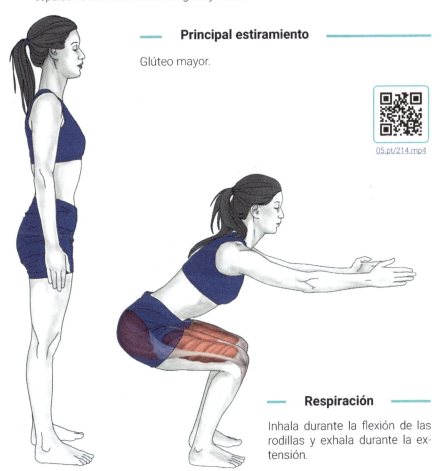

Respiración

Inhala durante la flexión de las rodillas y exhala durante la extensión.

Diferencias y similitudes con el ejercicio de suelo

Debido a la necesidad de mantener la cadera neutra es más difícil conseguir un trabajo abdominal completo. Sin embargo, la necesidad de mantener así la cadera propicia que se trabaje el glúteo y los isquiotibiales.

¿Cómo se hace?

1. Desde la posición de bipedestación, con las piernas separadas en tijera y los brazos a ambos lados del tronco o extendidos al frente.

2. Realiza una flexión profunda de las rodillas, manteniendo el talón del pie de la pierna atrasada siempre elevado. La rodilla de la pierna de delante nunca ha de adelantar al pie.

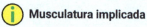

ⓘ Musculatura implicada

- Cuádriceps.
- Glúteo.

— Principal estiramiento —

Glúteo mayor.

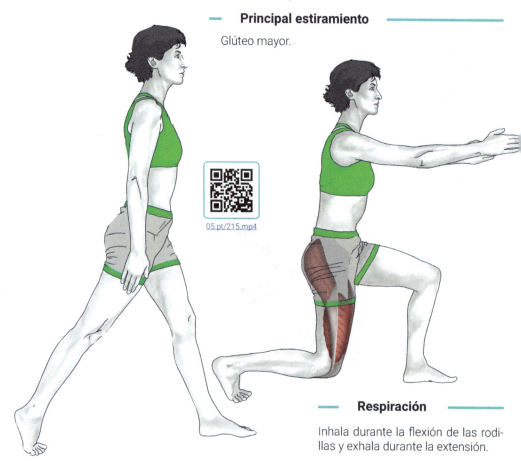

05.pt/215.mp4

— Respiración —

Inhala durante la flexión de las rodillas y exhala durante la extensión.

— Diferencias y similitudes con el ejercicio de suelo —

Al no tener la presión del suelo contra la parte delantera del cuerpo, resulta más sencilla la extensión de la columna. No obstante, esta facilidad de ejecución puede resultar negativa en caso de no realizar una buena estabilización pélvica.

¿Cómo se hace?

1. Desde la posición de bipedestación, con las piernas separadas en tijera y los brazos a ambos lados del tronco o extendidos al frente.

2. Realiza una flexión profunda de las rodillas, manteniendo el talón del pie de la pierna atrasada siempre elevado. La rodilla de la pierna de delante nunca han de adelantar al pie.

3. Gira el tronco sin que las piernas ni la cadera se muevan. Deshaz el giro y vuelve a la posición de inicio.

Musculatura implicada

- Cuádriceps.
- Glúteo.
- Oblicuos mayor y menor.

Principal estiramiento

Glúteo mayor y cuadrado lumbar del lado contrario al giro.

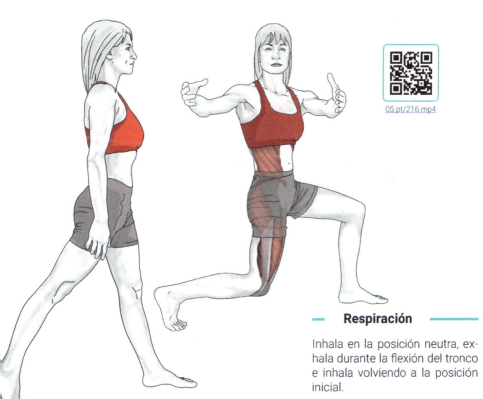

05.pt/216.mp4

Respiración

Inhala en la posición neutra, exhala durante la flexión del tronco e inhala volviendo a la posición inicial.

Diferencias y similitudes con el ejercicio de suelo

Inhala durante la flexión de las rodillas, exhala durante el giro del tronco, inhala deshaciendo el giro y exhala volviendo a la posición de inicio.

22 Pilates de Pie
Balanceo (sin referencia en suelo)
(back and for)

¿Cómo se hace?

1. Desde la posición de bipedestación, con los brazos a ambos lados del tronco.

2. Inclínate hacia atrás y hacia delante sin separar ni los talones ni los dedos de los pies del suelo. Mantén el cuerpo y las piernas como una plancha.

 Musculatura implicada

- Gemelo.
- Tibial anterior.

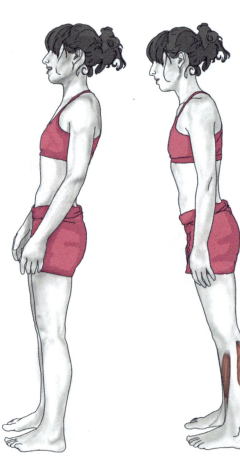

05.pt/217.mp4

Principal estiramiento

Gemelo.

Respiración

Puedes decidir cuándo inhalar y exhalar, pues no existe una fase más intensa que otra. Toma esta decisión en función de lo que resulte más fácil.

Diferencias y similitudes con el ejercicio de suelo

Al no tener la presión del suelo contra la parte delantera del cuerpo, resulta más sencilla la extensión de la columna. No obstante, esta facilidad de ejecución puede resultar negativa en caso de no realizar una buena estabilización pélvica.

¿Cómo se hace?

1. SDesde la posición de bipedestación, con los brazos a ambos lados del tronco.

2. Ponte de puntillas (flexión plantar del tobillo), elevando los brazos como si fueras un torpedo que quiere tocar el techo con la fontanela.

Nota: este ejercicio puede ir unido al 22P (balanceo), combinando así los desequilibrios con la elevación.

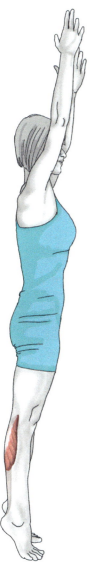
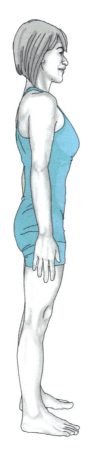

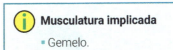

> ℹ **Musculatura implicada**
> • Gemelo.

Principal estiramiento

Anterior tibialis

Respiración

Exhala durante la elevación e inhala durante el descenso.

Diferencias y similitudes con el ejercicio de suelo

Debido a la necesidad de mantener la cadera neutra es más difícil conseguir un trabajo abdominal completo. Sin embargo, la necesidad de mantener así la cadera propicia que se trabaje el glúteo y los isquiotibiales.

¿Cómo se hace?

1. Desde la posición de bipedestación, con los brazos extendidos al frente y una de las piernas extendida hacia atrás.

2. Flexiona la rodilla, acercando el talón al glúteo y manteniendo la pierna tan elevada como al principio.

Musculatura implicada

- Glúteo mayor de la pierna elevada.
- Fibras superiores de los isquiotibiales de la pierna elevada.
- Cuádriceps y musculatura de la cadera de la pierna de apoyo.

Principal estiramiento

Psoas iliaco de la pierna de trabajo.

Cuádriceps de la pierna de trabajo.

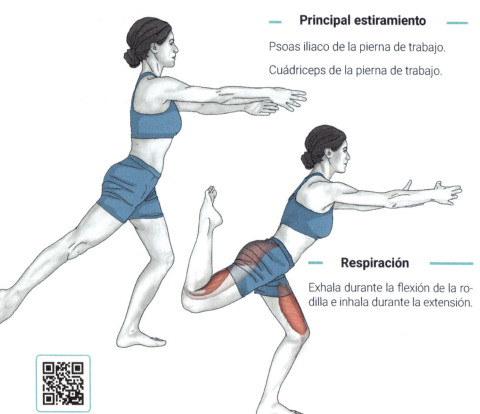

Respiración

Exhala durante la flexión de la rodilla e inhala durante la extensión.

05.pt/219.mp4

Diferencias y similitudes con el ejercicio de suelo

En el ejercicio de suelo no existe la elevación de la pierna, y por este motivo tampoco se produce una extensión de la cadera, que se mantiene en posición neutra. También puede hacerse así de pie si se consigue que la pierna se extienda en continuación con el tronco. Este trabajo aumenta la propiocepción de la cadera neutra en una situación sin referencia de apoyo, muy beneficiosa para la transferencia a las actividades cotidianas.

¿Cómo se hace?

1. Desde la posición de rodillas con los brazos elevados y extendidos.

2. Realiza flexiones alternas del hombro, sobrepasando la cabeza hacia atrás si las articulaciones lo permiten.

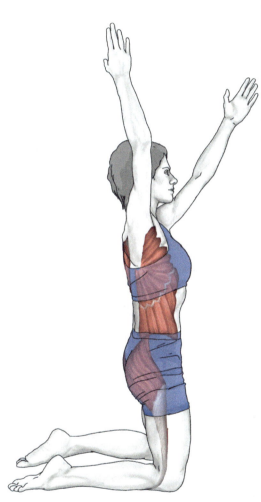

 Musculatura implicada

- Oblicuos abdominales.
- Serrato.
- Trapecio.
- Glúteo.

Principal estiramiento

Dorsal ancho.

Respiración

Inhala en la posición neutra y empieza a exhalar e inhalar acompañando el movimiento de forma ordenada y armónica, de igual forma que cuando se camina.

05.pt/220.mp4

Diferencias y similitudes con el ejercicio de suelo

Como la posición es más libre, habrá una mayor tendencia a incumplir con el cierre de las costillas, algo que permitirá llegar más lejos en el movimiento de los brazos. Esto sería un error que convertiría el ejercicio en algo muy diferente de lo que se busca cuando se trabaja con el método Pilates.

¿Cómo se hace?

1. Start from a standing position, with your knees semi-flexed, hands resting on your shins and spine flexed.

2. Step sideways with one leg (abduction), moving it away from your center, as you stretch out your arm, trunk and other leg.

3. Return to the starting position in in a harmonious movement flow, as if you were floating. First flex the extended leg, then do a squat and approach with the working leg.

> ### ⓘ Musculatura implicada
> - Cuádriceps.
> - Aductores.
> - Oblicuos abdominales.

05.pt/221.mp4

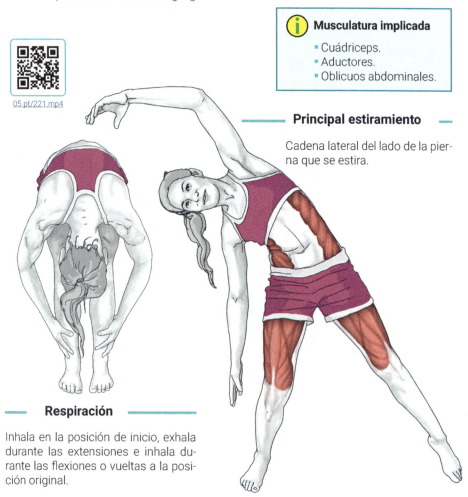

Principal estiramiento

Cadena lateral del lado de la pierna que se estira.

Respiración

Inhala en la posición de inicio, exhala durante las extensiones e inhala durante las flexiones o vueltas a la posición original.

Diferencias y similitudes con el ejercicio de suelo

El trabajo de fuerza muscular se produce ahora en el tren inferior, y el de estiramiento, en el superior. No obstante, con este ejercicio se estarán estirando las cadenas laterales completas de manera alterna.

Natación (10-2)
(swimming)

¿Cómo se hace?

1. Desde la posición de bipedestación, con las rodillas semiflexionadas y los brazos elevados y extendidos.

2. Extiende la cadera y la rodilla de una pierna y atrasa el brazo del lado contrario.

3. Repite con el otro brazo y la pierna, manteniendo las rodillas semiflexionadas en el cambio.

> (i) **Musculatura implicada**
>
> - Glúteo.
> - Trapecio.
> - Romboides.
> - Oblicuos abdominales.

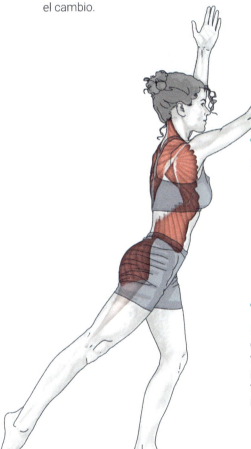

05.pt/222.mp4

Principal estiramiento

Dorsal ancho y psoas.

Respiración

Inhala en la posición de inicio, exhala durante las extensiones e inhala en la vuelta a la posición original. También puedes inhalar una vez y exhalar en tiempos de ocho si realizas series de repeticiones.

Diferencias y similitudes con el ejercicio de suelo

Al no estar apoyada la cadera contra el suelo, el trabajo de estabilización pélvica es mucho más consciente en este ejercicio. Sin embargo, es una buena opción para quienes, por falta de movilidad en los hombros, no pueden hacer el swimming en el suelo.

¿Cómo se hace?

1. Sitúate con las rodillas flexionadas más de 90 grados, la cadera flexionada, los brazos extendidos a ambos lados del costado, la columna elongada y el tronco inclinado hacia delante.

2. Extiende los codos intentando no modificar la altura inicial. Si los brazos bajan y suben dejarás de percibir el trabajo de tríceps.

> **(i) Musculatura implicada**
> - Tríceps.
> - Deltoides posterior.
> - Cuádriceps.

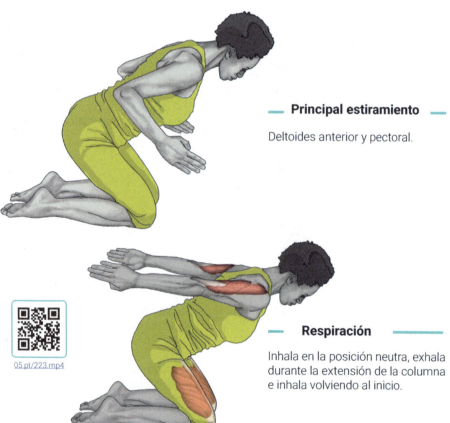

Principal estiramiento

Deltoides anterior y pectoral.

05.pt/223.mp4

Respiración

Inhala en la posición neutra, exhala durante la extensión de la columna e inhala volviendo al inicio.

Diferencias y similitudes con el ejercicio de suelo

Inhala durante las flexiones del codo y exhala durante las extensiones, que han de ser profundas y lentas.

Tablas de ejercicios por objetivos

Ejercicios por objetivos

En este capítulo se encontrará una cuidada selección de ejercicios sencillos, divididos en diez tablas, que se realizan en muy poco tiempo y aportan grandes beneficios.

- Para fortalecer y reducir el abdomen
- Para aumentar la energía
- Para hacer en el trabajo
- Para sentirse más ágil cada día
- Para los brazos, la espalda y el pectoral
- Para el glúteo, la cadera y las piernas
- Para mejorar la movilidad articular
- Para el cuidado de la espalda
- Para antes de dormir
- Para un despertar placentero

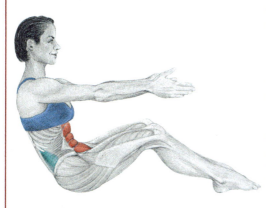

No siempre se dispone de tiempo suficiente para realizar un entrenamiento completo. Para estos casos, la propuesta es seguir haciendo ejercicio de una manera más consciente: escucha a tu cuerpo, decide qué es lo que necesitas en cada momento y elige la tabla apropiada.

Deben aplicarse los principios del método en cada ejercicio y ser correcto en las ejecuciones. No hay que perder nunca de vista que el objetivo no es la realización del ejercicio, sino la manera en la que se realiza.

Tablas de ejercicios por objetivos

Ejercicios por objetivos

En este capítulo se encontrará una cuidada selección de ejercicios sencillos, divididos en diez tablas, que se realizan en muy poco tiempo y aportan grandes beneficios.

- Para fortalecer y reducir el abdomen
- Para aumentar la energía
- Para hacer en el trabajo
- Para sentirse más ágil cada día
- Para los brazos, la espalda y el pectoral
- Para el glúteo, la cadera y las piernas
- Para mejorar la movilidad articular
- Para el cuidado de la espalda
- Para antes de dormir
- Para un despertar placentero

No siempre se dispone de tiempo suficiente para realizar un entrenamiento completo. Para estos casos, la propuesta es seguir haciendo ejercicio de una manera más consciente: escucha a tu cuerpo, decide qué es lo que necesitas en cada momento y elige la tabla apropiada.

Deben aplicarse los principios del método en cada ejercicio y ser correcto en las ejecuciones. No hay que perder nunca de vista que el objetivo no es la realización del ejercicio, sino la manera en la que se realiza.

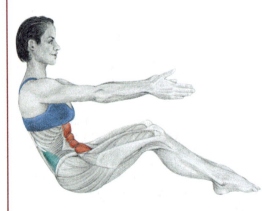

Para fortalecer y reducir el abdomen

Trabajo de los cuatro músculos abdominales (recto mayor, oblicuos mayor y menor, y transverso abdominal) mediante contracciones concéntricas, excéntricas e isométricas.

Media rueda

Ejercicio 4, de nivel 1
Desarrollo: 2 series de 8 repeticiones con descanso entre series.

Preparación abdominal

Ejercicio 1, de nivel 1
Desarrollo: 2 bloques de 3 series de 8 repeticiones con descanso entre bloques.

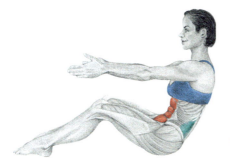

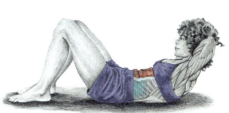

La escuadra

Ejercicio 25, de nivel 1
Desarrollo: 2 bloques de 3 series de 8 repeticiones con descanso entre bloques.

Roll over

Ejercicio 3, de nivel 2
Desarrollo: 1 serie de 8 repeticiones a velocidad lenta.

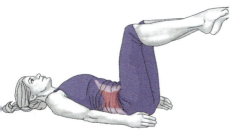

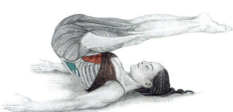

Estiramiento en rotación del tronco

Ejercicio 24, de nivel 1
Desarrollo: Un minuto de relajación y estiramiento en actitud pasiva. Para ello deja reposar las piernas en el suelo.

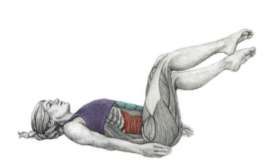

Bolita supina

Ejercicio 22, de nivel 1
Desarrollo: Un minuto de relajación y estiramiento en actitud pasiva.

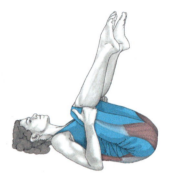

Combinación de ejercicios de fuerza y flexibilidad articular de distintos grupos musculares, con obligado acompañamiento respiratorio.

Cien

Ejercicio 3, de nivel 1
Desarrollo: Una vez el ejercicio completo en su variante 1.

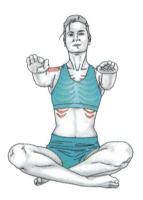

Media rueda

Ejercicio 4, de nivel 1
Desarrollo: 2 series de 8 repeticiones con acento atrás, sin elevación total y con descanso entre series.

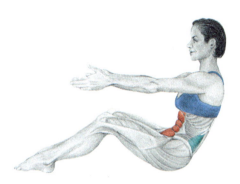

Abdominal Series

Ejercicio 26, de nivel 1
Desarrollo: 1 serie de 8 repeticiones de cada variante.

Círculos con un pie

Ejercicio 17, de nivel 1
Desarrollo: 3 series de 8 repeticiones por lado y pie.

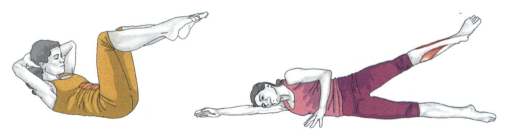

Lomo de gato y silla de montar

Ejercicio 23, de nivel 1

Desarrollo: 1 serie de 8 repeticiones a velocidad lenta.

Extensión dorsal

Ejercicio 2, de nivel 1

Desarrollo: 2 series de 8 repeticiones con descanso entre series.

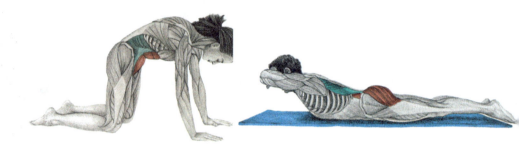

La bolita

Ejercicio 22, de nivel 1

Desarrollo: Un minuto de relajación y estiramiento en actitud activa, en la variante 1.

La sirena

Ejercicio 13, de nivel 2

Desarrollo: 6 repeticiones por cada lado.

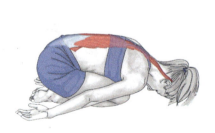

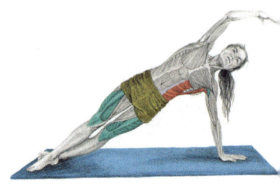

Rotación del tronco para el tren inferior

Ejercicio 24, de nivel 1

Desarrollo: 2 series de 8 repeticiones con descanso entre series.

Rodar como una pelota

Ejercicio 8, de nivel 1

Desarrollo: 1 serie de 8 repeticiones.

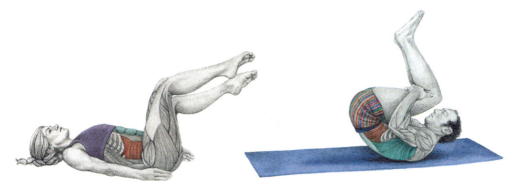

Para hacer en el trabajo

Utiliza los elementos que tienes al alcance en tu lugar de trabajo. Sillas, mesas y paredes se convierten en una sala de entrenamiento.

Lomo de gato y silla de montar

Ejercicio 23, de nivel 1

Desarrollo: 1 serie de 8 repeticiones. Variante 2, sentado en una silla.

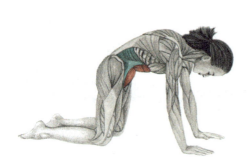

Sentadilla

Ejercicio 20, pilates de pie.

Desarrollo: 2 bloques de 3 series de 8 repeticiones. Sobre una silla.

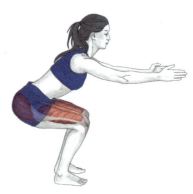

Fondos pectoral

Ejercicio 18, pilates de pie.

Desarrollo: 2 bloques de 2 series de 8 repeticiones. Sobre una mesa.

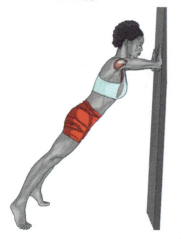

Patada de tríceps

Ejercicio 28, de pilates de pie.

Desarrollo: 2 series de 8 repeticiones. Variante 2, sobre sillas.

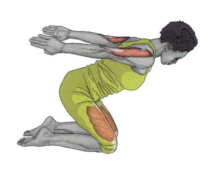

Patada con una pierna

Ejercicio 25, pilates de pie.

Desarrollo: 2 bloques de 3 series de 8 repeticiones. Con el apoyo de una mesa o la pared.

Patada lateral

Ejercicio 14, pilates de pie.

Desarrollo: 3 series de 8 repeticiones. Con el apoyo de una mesa o la pared.

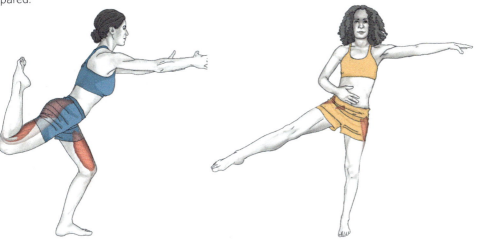

Abdominal

Ejercicio 1, pilates de pie.

Desarrollo: 2 bloques de 3 series de 8 repeticiones. Sentado en una silla.

Extensión dorsal

Ejercicio 2, pilates de pie.

Desarrollo: 2 series de 8 repeticiones. Sentado en una silla.

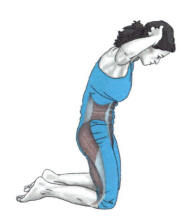

La sirena

Ejercicio nº 28, pilates de pie.

Desarrollo: 1 serie de 8 repeticiones.

La bolita

Ejercicio nº 17, pilates de pie.

Desarrollo: Mantener la postura 2 veces, durante 20 segundos, cada una.

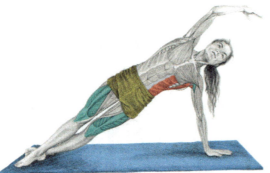

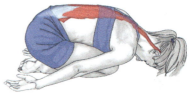

Para sentirte más ágil cada día

Conjunto de ejercicios de gran rango articular y fuerza muscular, que incluye la bipedestación como parte fundamental de la transferencia del movimiento a las actividades del día a día.

Respiración en tres tiempos

Ejercicio 7 del principio «Respiración».

Desarrollo: 1 serie de 8 repeticiones.

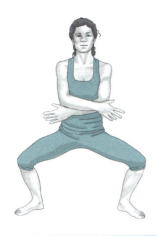

Articulación de la columna en bipedestación

Ejercicio 3 del principio «Elongación axial».

Desarrollo: 1 serie de 8 repeticiones.

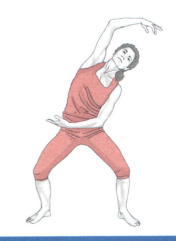

Rodar como una pelota

Ejercicio 8, de nivel 1.

Desarrollo: 1 serie de 8 repeticiones.

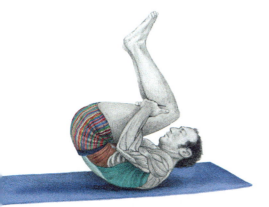

Respiración posterior

Ejercicio 3 del principio «Respiración».

Desarrollo: 1 serie de 8 repeticiones.

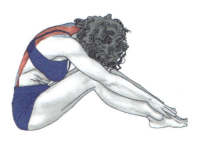

Twist

Ejercicio 7, de nivel 1.

Desarrollo: 2 series de 8 repeticiones.

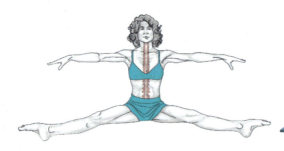

Roll up

Ejercicio 5, de nivel 1.

Desarrollo: 1 serie de 8 repeticiones.

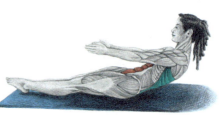

La sierra

Ejercicio 14, de nivel 1.

Desarrollo: 1 serie de 8 repeticiones.

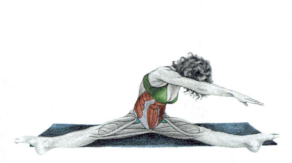

Puente

Ejercicio 2, de nivel 2.

Desarrollo: 2 bloques de 2 series de 4 repeticiones. Variante 1.

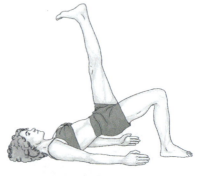

Extensión dorsal

Ejercicio 2, de nivel 1.

Desarrollo: 1 serie de 8 repeticiones. Variante.

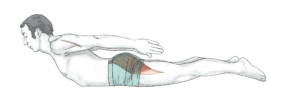

Push up

Ejercicio 14, de nivel 2.

Desarrollo: 1 serie de 4 repeticiones. Variante 2.

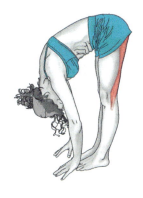

Para brazos, espalda y pectoral

Trabajo del tren superior, combinando ejercicios de distintos niveles. Los ejercicios más avanzados son susceptibles de modificarse para disminuir el nivel. Véanse las variantes.

La cruz

Ejercicio 6 del principio «Estabilización escapular».

Desarrollo: 3 series de 1 minuto manteniendo la posición de estiramiento.

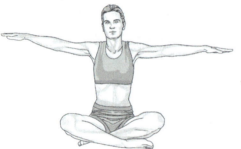

Natación

Ejercicio 10, de nivel 2.

Desarrollo: 2 series de 8 repeticiones a velocidad lenta.

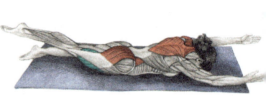

Plancha supina

Ejercicio 4, de nivel 3.

Desarrollo: 3 series de 8 repeticiones. Variante 2.

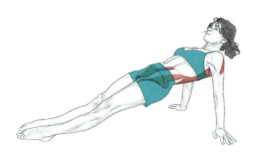

Fondos push up

Ejercicio 14, posición 4, de nivel 2.

Desarrollo: 3 push ups con 4 fondos cada uno.

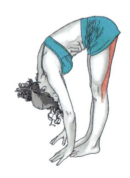

Media rueda oblicuos

Ejercicio 15, de nivel 1.

Desarrollo: 2 series de 8 repeticiones.

La navaja

Ejercicio 7, de nivel 2.

Desarrollo: 1 serie de 4 repeticiones.

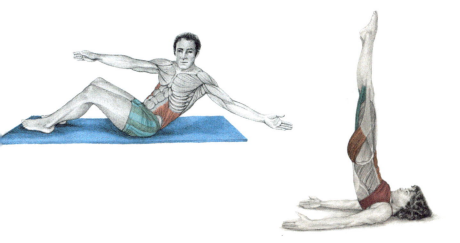

La sirena

Ejercicio 13, de nivel 2.

Desarrollo: 1 serie de 6 repeticiones por

Plancha supina

Ejercicio 4, de nivel 3. Variante 1.

Desarrollo: 1 serie de 8 repeticiones por cada pierna.

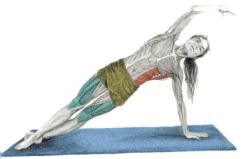

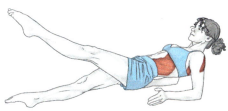

La bolita

Ejercicio 22, de nivel 1.

Desarrollo: Un minuto.

Estiramiento de la cadena anterior

Ejercicio 7 E, posiciones básicas de estiramiento.

Desarrollo: Un minuto.

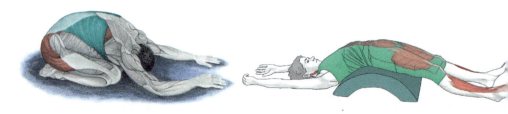

Para el glúteo, la cadera y las piernas

Trabajo del tren inferior, combinando ejercicios de distintos niveles para desarrollar y potenciar la resistencia y la fuerza muscular.

Split

Ejercicio 20, pilates de pie.

Desarrollo: 2 bloques de 2 series de 8 repeticiones por cada pierna.

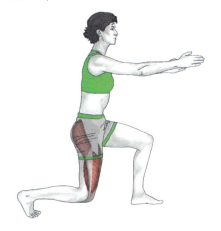

Extensión prona

Ejercicio 20, de nivel 1.

Desarrollo: 2 series de 8 repeticiones. Variante 1.

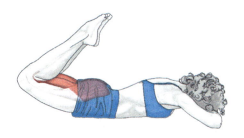

El puente

Ejercicio 2, de nivel 2.

Desarrollo: 2 series de 8 repeticiones. Piernas juntas.

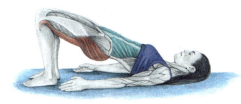

Serie lateral de piernas

Ejercicio 17, de nivel 1.

Desarrollo: 4 series de 8 repeticiones por cada pierna.

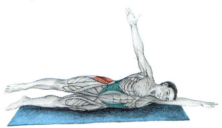

Para el glúteo, la cadera y las piernas

La escuadra

Ejercicio 25, de nivel 1.

Desarrollo: 2 bloques de 3 series de 8 repeticiones.

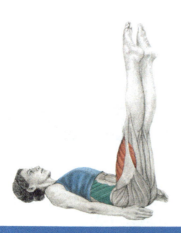

Estiramiento de una pierna

Ejercicio 8, pilates de pie.

Desarrollo: 2 bloques de 1 serie de 4 repeticiones por cada pierna.

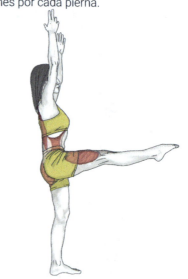

Hinge

Ejercicio 15, de nivel 2.

Desarrollo: 2 bloques de 2 series de 8 repeticiones.

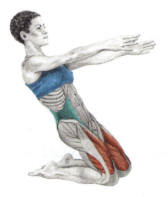

Patada lateral sobre la rodilla

Ejercicio 3, de nivel 3.

Desarrollo: 2 bloques de 1 serie de 8 repeticiones por cada pierna.

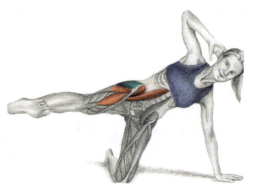

Para el glúteo, la cadera y las piernas

Estiramiento de cuádriceps

Ejercicio 1 E, posiciones básicas de estiramiento

Desarrollo: Un minuto por cada pierna.

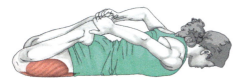

Estiramiento de isquiotibiales

Ejercicio 2 E, posiciones básicas de estiramiento.

Desarrollo: Un minuto por cada pierna.

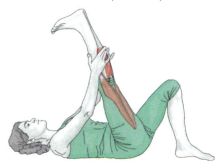

Para mejorar la movilidad articular

Ejercicios sencillos de movilización para mantener las articulaciones sanas y en su mayor rango de movimiento.

Abducción/aducción escapular

Ejercicio 1 del principio «Estabilización escapular».

Desarrollo: 2 series de 8 repeticiones.

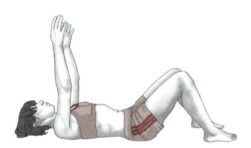

Anteversión/retroversión de la cadera

Ejercicio 1 del principio «Estabilización pélvica».

Desarrollo: 2 series de 8 repeticiones.

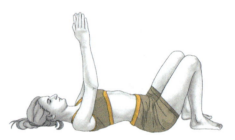

Puentes

Ejercicio 2, de nivel 2.

Desarrollo: 2 series de de 8 repeticiones.

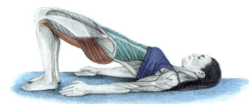

Hip twist

Ejercicio 5 del principio «Estabilización pélvica».

Desarrollo: 1 serie de 8 repeticiones por cada pierna.

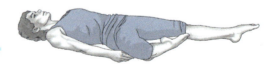

Roll up

Ejercicio 5, de nivel 1.

Desarrollo: 1 serie de 8 repeticiones.

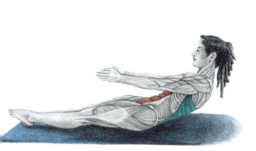

Estiramiento lento de las dos piernas

Ejercicio 1, de nivel 2.

Desarrollo: 1 serie de 8 repeticiones.

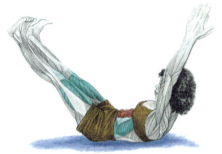

Flexoextensión de los tobillos

Ejercicio 25, de nivel 1, variante 4.

Desarrollo: 3 series de 8 repeticiones.

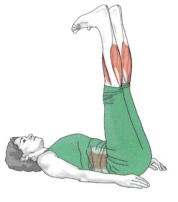

Rotación del tronco del tren inferior

Ejercicio 24, de nivel 1.

Desarrollo: 2 series de 8 repeticiones.

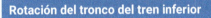
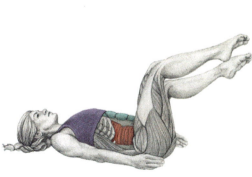

Estiramiento de la cadena anterior

Ejercicio 7 E.

Desarrollo: Un minuto.

Estiramiento de la cadena posterior

Ejercicio 8

Desarrollo: Un minuto.

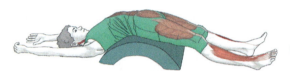

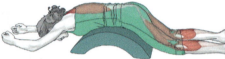

Para el cuidado de la espalda

Ejercicios de fortalecimiento abdominal y lumbar, mezclados con estiramientos y movilización de columna, para conseguir una espalda sana y funcional.

Respiración posterior dinámica

Ejercicio 1 del principio «Respiración».

Desarrollo: 2 minutos de movilización y respiración a ritmo lento.

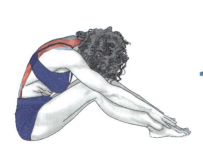

Extensión dorsal

Ejercicio 2, de nivel 1.

Desarrollo: 2 series de 8 repeticiones.

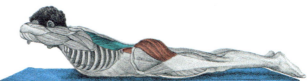

Preparación abdominal

Ejercicio 1, de nivel 1.

Desarrollo: 3 series de 8 repeticiones. Si te encuentras con fuerza, realiza 2 bloques.

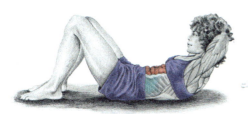

La sierra

Ejercicio 14, de nivel 1.

Desarrollo: 2 series de 8 repeticiones.

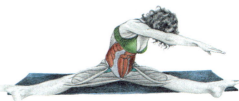

Serie lateral de piernas

Ejercicio 17, de nivel 1.

Desarrollo: 3 series de 8 repeticiones por cada pierna. Puedes elegir el ejercicio original o cualquiera de las variantes para hacer combinaciones diferentes.

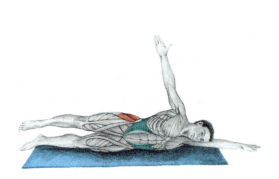

Articulación de la columna

Ejercicio 2 del principio «Elongación axial».

Desarrollo: 2 series de 8 repeticiones.

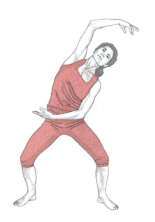

Anteversión y retroversión de la cadera

Ejercicio 3 del principio «Estabilización pélvica».

Desarrollo: 2 series de 8 repeticiones.

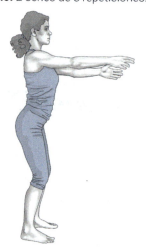

Glúteo en cuadrupedia

Ejercicio 27, de nivel 1, variante 1.

Desarrollo: 3 series de 8 repeticiones por cada pierna.

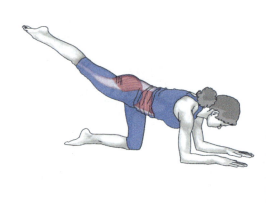

Rezo árabe

Ejercicio 23, de nivel 1, variante 2.

Desarrollo: 1 serie de 4 repeticiones.

La bolita

Ejercicio 22, de nivel 1, variante 1.

Desarrollo: 2 minutos.

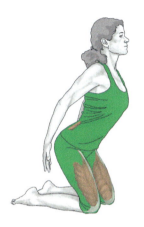

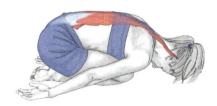

Articular mobilization, gentle activation and stretch of some muscle groups, and relaxing stretches to prepare your body and mind for sleep.

Hip twist

Ejercicio 5 del principio «Estabilización pélvica».

Desarrollo: 1 serie de 8 repeticiones por cada pierna.

Rotación del tronco y el tren inferior

Ejercicio 24, de nivel 1.

Desarrollo: 1 serie de 8 repeticiones.

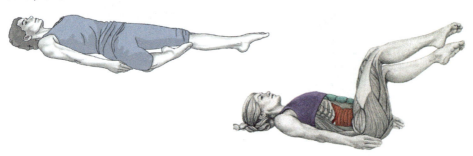

Estiramiento del glúteo superior y lumbar

Ejercicio 3E, del capítulo «Estiramientos»

Desarrollo: 30 segundos manteniendo la posición.

Escuadra

Ejercicio 25, de nivel 1.

Desarrollo: 2 series de 8 repeticiones.

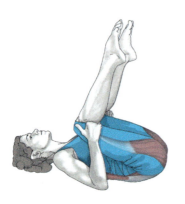

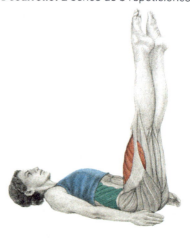

Para antes de dormir

Estiramiento de cuádriceps

Ejercicio 1E, del capítulo «Estiramientos».

Desarrollo: 30 segundos por cada pierna, manteniendo la posición.

Estiramiento del costado y el glúteo mediano

Ejercicio 4E, del capítulo «Estiramientos».

Desarrollo: Un minuto por cada lado, manteniendo la posición.

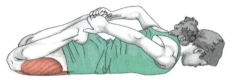

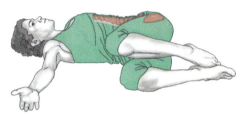

Estiramiento dorsal

Ejercicio 5E, del capítulo «Estiramientos».

Desarrollo: Un minuto, manteniendo la posición.

Estiramiento de la cadena lateral

Ejercicio 9E, del capítulo «Estiramientos».

Desarrollo: Un minuto por cada lado, manteniendo la posición.

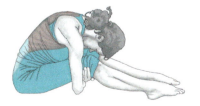

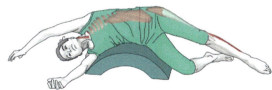

Estiramiento del cuello

Ejercicio 12E, del capítulo «Estiramientos».

Desarrollo: 20 segundos en cada posición. Realiza todas las variantes.

Respiración

Ejercicio 2 del principio «Respiración».

Desarrollo: 2 minutos, con respiración lenta, profunda y completa.

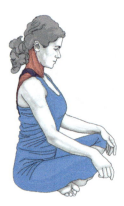

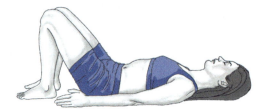

Para un despertar placentero

Cárgate de energía saludable desde primera hora de la mañana con ejercicios de movilización, fuerza de los principales grupos articulares y musculares.

Anteversión y retroversión de la cadera

Ejercicio 1 del principio «Estabilización pélvica».

Desarrollo: 2 series de 8 repeticiones.

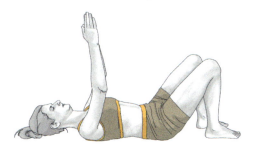

Flexión del tronco

Ejercicio 1 del principio «Elongación axial».

Desarrollo: 30 segundos, manteniendo la posición.

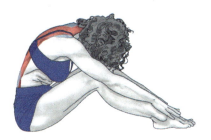

Lomo de gato y silla de montar

Ejercicio 14, de nivel 1.

Desarrollo: 30 segundos manteniendo la posición.

Preparación abdominal

Ejercicio 1, de nivel 1.

Desarrollo: 2 series de 8 repeticiones.

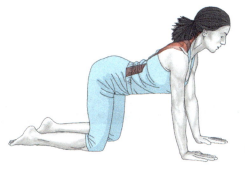

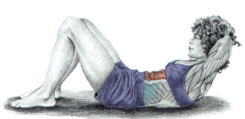

Círculos con una pierna

Ejercicio 6, de nivel 1.

Desarrollo: 2 series de 8 círculos por pierna, en ambos sentidos.

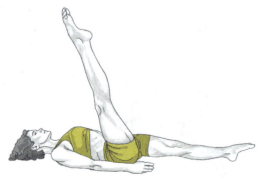

La sierra

Ejercicio 14, de nivel 1. Variante con flexión de cadera.

Desarrollo: 4 repeticiones por lado, lentas y profundas.

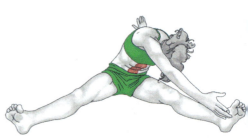

Flexión de la columna

Ejercicio 19, de nivel 1.

Desarrollo: Una serie de 8 repeticiones.

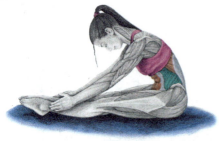

Extensión prona

Ejercicio 20, de nivel 1.

Desarrollo: 2 series de 8 repeticiones por pierna, alternando.

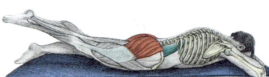

La bolita

Ejercicio 22, de nivel 1.

Desarrollo: 30 segundos, manteniendo la posición.

Cien

Ejercicio 3, de nivel 1. Variante 1.

Desarrollo: Un cien completo.

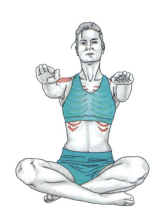

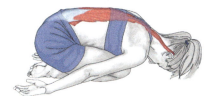

Masterclass

05.pt/masterclass7.mp4

Para fortalecer y reducir el abdomen

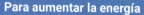

05.pt/masterclass9.mp4

Para aumentar la energía

05.pt/masterclass2.mp4

Para hacer en el trabajo

05.pt/masterclass6.mp4

Para sentirte más ágil cada día

05.pt/masterclass10.mp4

Para brazos, espalda y pectoral

05.pt/masterclass3.mp4

Para el glúteo, la cadera y las piernas

05.pt/masterclass8.mp4

Para mejorar la movilidad articular

05.pt/masterclass4.mp4

Para el cuidado de la espalda

05.pt/masterclass1.mp4

Para antes de dormir

05.pt/masterclass5.mp4

Para un despertar placentero

Adaptaciones de los ejercicios a las patologías más frecuentes

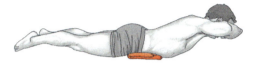

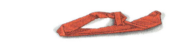

— **¿Cómo se utiliza esta guía?** —

Busca el reto al que te enfrentas y soluciónalo aplicando la adaptación adecuada. Aquí se han seleccionado las adaptaciones más comunes y usadas. Es posible que, en función de la patología o la debilidad que se padezca o a la que se haga frente, se tenga desaconsejado realizar algunos de los ejercicios de nivel 3. No hay que preocuparse por eso, ya que el método cuenta con numerosos ejercicios para conseguir un amplio abanico de beneficios y resultados sin necesidad de llegar al nivel avanzado.

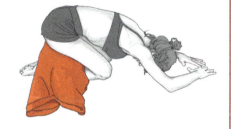

Se encontrarán algunos ejercicios que requieren adaptaciones similares e, incluso, iguales. Por ejemplo, la adaptación «plancha prona con rodillas flexionadas» se aplica igualmente para el dolor de rodillas, el dolor lumbar y la escoliosis. El objetivo, en este caso, es reducir la palanca de las piernas para suavizar la tensión sobre las articulaciones de la rodilla, la cadera y la espalda.

Todos los ejercicios de este libro incluyen adaptaciones con referencias que podrán encontrarse en el índice de adaptaciones, aunque también se puede decidir la adaptación que se va a utilizar a partir del conocimiento de la limitación o la patología propia o de los alumnos.

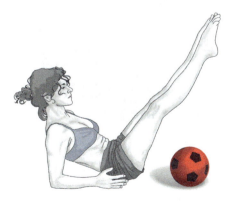

Adaptaciones más frecuentes

El método pilates es apropiado para todos, independientemente de la forma física y de si existen o no patologías que limiten su práctica. En este sentido, la limitación de la práctica no es un problema, sino un reto para el practicante o para el especialista que lo lleve a cabo.

A continuación proponemos una guía de posibilidades para paliar estas limitaciones, con el objetivo de no tener que prescindir de los ejercicios originales del método, al menos de la mayoría de los mismos. Se conseguirá con adaptaciones muy sencillas y materiales fáciles de encontrar.

Cojín	Colchonetas

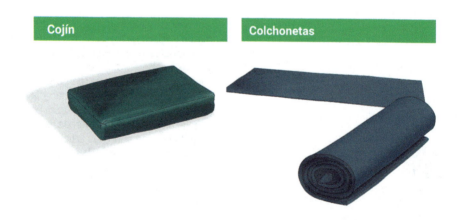

Arco

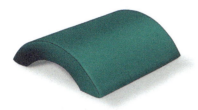

Rulo

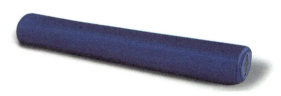

Banda elástica

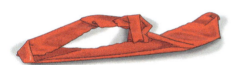

Aro

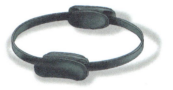

Pelota de espuma

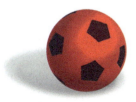

Bosu

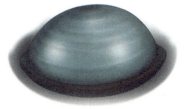

Índice de adaptaciones

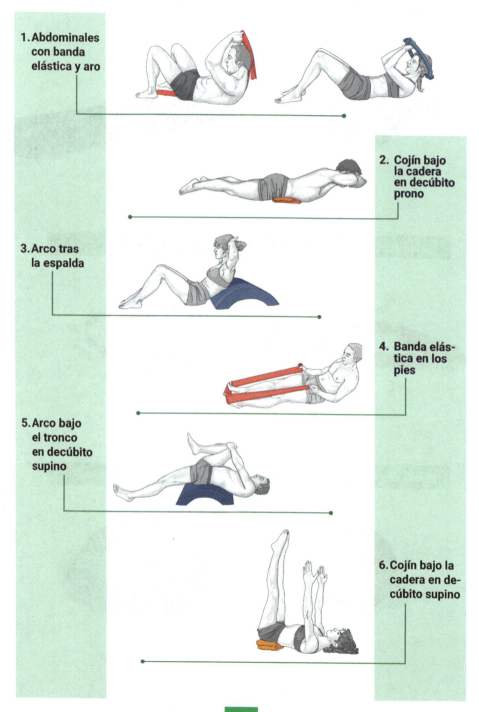

1. Abdominales con banda elástica y aro

2. Cojín bajo la cadera en decúbito prono

3. Arco tras la espalda

4. Banda elástica en los pies

5. Arco bajo el tronco en decúbito supino

6. Cojín bajo la cadera en decúbito supino

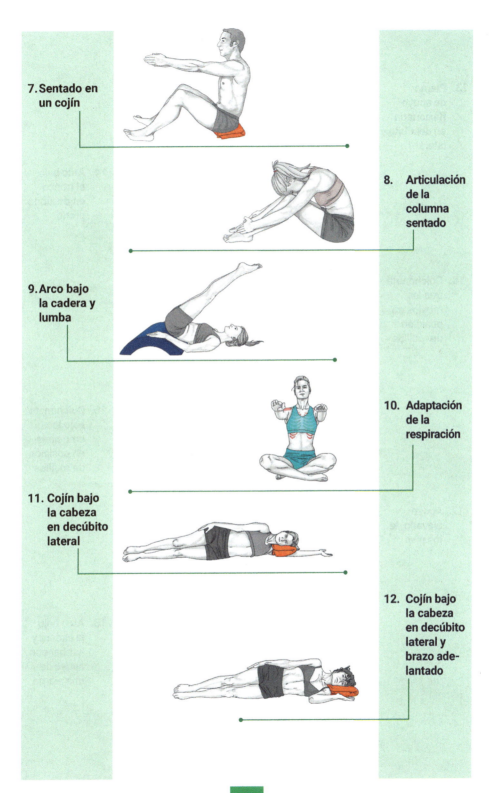

7. Sentado en un cojín

8. Articulación de la columna sentado

9. Arco bajo la cadera y lumba

10. Adaptación de la respiración

11. Cojín bajo la cabeza en decúbito lateral

12. Cojín bajo la cabeza en decúbito lateral y brazo adelantado

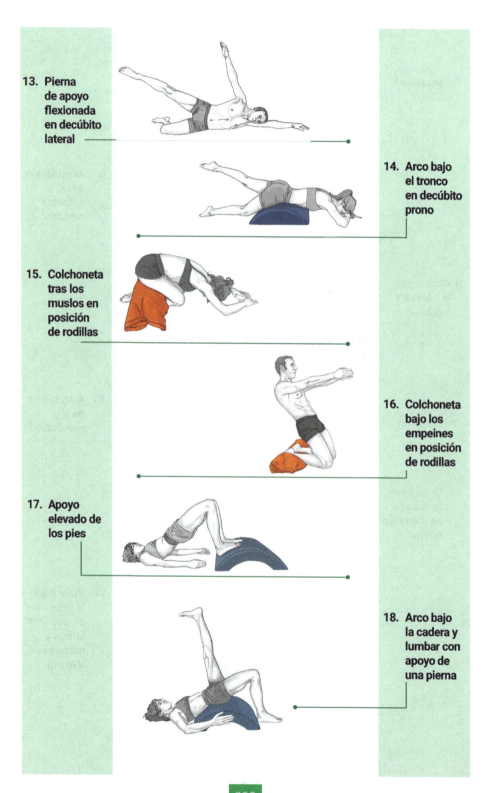

13. Pierna de apoyo flexionada en decúbito lateral

14. Arco bajo el tronco en decúbito prono

15. Colchoneta tras los muslos en posición de rodillas

16. Colchoneta bajo los empeines en posición de rodillas

17. Apoyo elevado de los pies

18. Arco bajo la cadera y lumbar con apoyo de una pierna

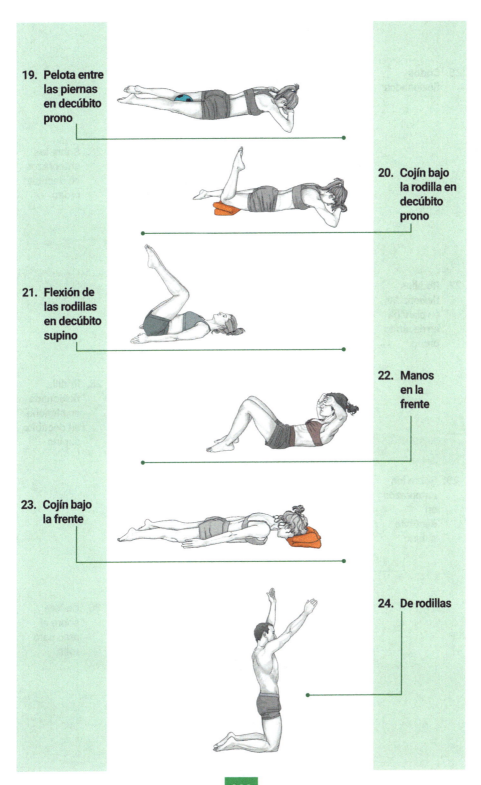

19. Pelota entre las piernas en decúbito prono

20. Cojín bajo la rodilla en decúbito prono

21. Flexión de las rodillas en decúbito supino

22. Manos en la frente

23. Cojín bajo la frente

24. De rodillas

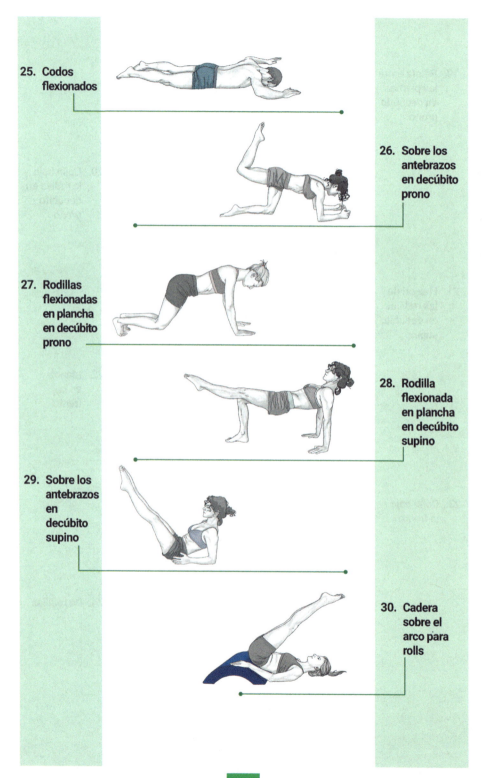

25. **Codos flexionados**

26. **Sobre los antebrazos en decúbito prono**

27. **Rodillas flexionadas en plancha en decúbito prono**

28. **Rodilla flexionada en plancha en decúbito supino**

29. **Sobre los antebrazos en decúbito supino**

30. **Cadera sobre el arco para rolls**

Ejercicios adaptados

Acortamientos

1. Sentado en un cojín, n.º 7

Para facilitar la posición de sentado cuando existen acortamientos de las cadenas musculares posteriores, sobre todo en las regiones de los isquiotibiales y el glúteo, y lumbar y dorsal.

— Se usa un cojín cuando es imposible mantener la elongación de la columna durante los ejercicios del tren superior con pequeños aparatos (press pectoral con aro, cien sentado, movilizaciones articulares para el hombro, estiramientos de la musculatura cervical, etc).

2. Arco bajo el tronco en decúbito supino, n.º 5

Un estiramiento previo del psoas aligera la sobrecarga que pudiera producirse en ejercicios que requieren la extensión de cadera.

— Es aconsejable realizarlo antes de los ejercicios, generalmente en posición decúbito prono, como «extensión prona», «leg pull front», «swimming», etc.

3. Cojín bajo la cadera en decúbito supino, n.º 6

Para eliminar la tensión en la zona lumbar cuando existen acortamientos de las cadenas posteriores o debilidad abdominal.

— Se utiliza en ejercicios en los que el alumno está en decúbito supino y la posición de las piernas produce una exce-siva lordosis en la zona lumbar como, por ejemplo, «círculos de las dos piernas», «corks crew», etc.

4. Hips on arc for rolls, no. 29

Al igual que el cojín bajo la cadera, se utiliza para eliminar la tensión en la zona lumbar cuando existen acortamientos de las cadenas posteriores o debilidad abdominal.

— Para los ejercicios con mayor flexión de la cadera, articulación de la columna y acercamiento de las piernas al cuerpo, como «roll over», «la navaja», «tijeras en el aire», etc.

5. Knees flexed in the supine position, no. 20

En ocasiones no es necesaria la utilización de ningún accesorio para facilitar la elevación de las piernas sin riesgo para la zona lumbar o la extensión de las mismas en ejercicios en sedestación: basta con flexionar las rodillas para reducir la palanca y, por consiguiente, el esfuerzo para contrarrestar la fuerza de la gravedad y el estiramiento de las cadenas musculares.

— Se realiza en todos los ejercicios en los que es evidente la imposibilidad de extender las rodillas sin perjuicio o impedimento para la elongación de la columna.

Aductores, piernas abiertas

6. Pelota entre las piernas en decúbito prono, nº 18

En personas con gran fortaleza en la musculatura abductora es frecuente la apertura de las piernas en ejercicios en los que estas deberían estar abiertas a la anchura de la cadera, no más. En este caso, la obligación de retener la pelota activa la musculatura aductora.

— En todos los ejercicios en los que el principio de alineación rodillas-cadera sea imprescindible, como «extensión dorsal», «preparación abdominal», «roll up», etc.

Cervicales

7. Abdominales con banda elástica, nº 1

Al modo de las máquinas de abdominales domésticas, pero más económico. La banda elástica alberga la cabeza manteniendo la zona cervical inmóvil, eliminando así la tensión típica del cuello que aparece cuando la técnica todavía no es buena. Para que el efecto sea positivo es necesario mantener la banda tensa contra el cráneo e inmóvil, con los dedos pulgares pegados en la frente.

— Se utiliza en los ejercicios «preparación abdominal» y «cien» en su modalidad sin brazos, y en todas las variantes abdominales para el tren superior.

8. Abdominales con aro, nº 1

Igual que con la banda elástica. El cráneo se coloca contra uno de los apoyos, y en el otro apoyo se colocan las manos, una al lado de la otra, con los codos flexionados y tan abiertos como la anchura de los hombros. Es necesario ejercer presión de las manos contra el apoyo y dejar que el peso de la cabeza repose sobre el aro.

— Para ejercicios abdominales sencillos, del tren superior.

9. Arco tras la espalda, nº 3

Elimina la sobrecarga de la zona cervical gracias a la colocación del cuello, muy similar a la que adopta en posición de bipedestación.

— Puede utilizarse en ejercicios que requieren mantener la postura de flexión del tronco, como es el caso del cien. También se usa en ejercicios con rolls de tronco hacia atrás cuando no se quiere que el alumno baje del todo, y en todas las variantes abdominales del tren superior e incluso inferior, realizando el apoyo un poco más hacia el cuello y con las manos tras la nuca.

10. Banda elástica en los pies, nº 4

Reduce el esfuerzo contra la fuerza de la gravedad, por lo que es apropiado para suavizar el trabajo de la zona lumbar y colocar correctamente el cuello.

— Puede usarse la banda en ejercicios de media rueda, roll up, ejercicios con piernas elevadas, etc. Esta es la forma de proteger la espalda cuando el abdomen todavía no está lo suficientemente fuerte para hacer este trabajo. Es apropiado también para periodos menstruales, ciertas fases del embarazo, lumbalgia crónica y patologías del disco.

11. Sobre los antebrazos en decúbito supino, nº 28

Para eliminar el apoyo sobre las muñecas cuando existe dolor crónico. También se utiliza en casos de sobrecarga cervical, pero solo cuando el alumno consigue una buena flexión de la columna.

— Puede utilizarse en las planchas supinas, en los abdominales mixtos con apoyo de las manos y en el trabajo abdominal del transverso con las piernas elevadas en diagonal, ni al suelo ni al techo. También en «la sirena» y en su variante de «abdominales laterales»

Empeines

12. Colchoneta bajo los empeines en posición de rodillas, n° 15

Para una mayor comodidad en los ejercicios de apoyo de las rodillas en los casos de aquellos alumnos que no tengan flexibilidad en la articulación del tobillo.

— El ejercicio de aplicación fundamental es el «hinge» y, a partir de ahí, todas sus variantes y cualquier otro ejercicio en el que se requiera apoyo del empeine. El relleno produce una ligera flexión del tobillo, suficiente para reducir el estrés articular que, en ocasiones, es el único motivo por el que no se pueden llevar a cabo ejercicios de este tipo.

13. Pierna de apoyo flexionada en decúbito lateral, n° 12

En los ejercicios en decúbito lateral se puede flexionar la rodilla de la pierna de apoyo para aumentar el equilibrio.

— Esta variante se utiliza solo en los casos en los que la falta de equilibrio suponga una pérdida en la técnica de ejecución, como podría ocurrir en las combinaciones del ejercicio «serie lateral de piernas».

Escoliosis

14. Arco tras la espalda, n° 3

Gracias al reposo de la espalda contra el arco se elimina el posible estrés que se pueda generar, por la escoliosis, en las estructuras de la espalda.

— Puede utilizarse en ejercicios que requieren mantener la postura de flexión del tronco, como es el caso del cien. También se usa en ejercicios con rolls de tronco hacia atrás cuando no se quiere que el alumno baje del todo, y en todas las variantes abdominales del tren superior e incluso inferior, realizando el apoyo un poco más hacia el cuello y con las manos tras la nuca.

15. Articulación de la columna sentado, n° 8

Cuando no se puede rodar sobre la espalda por carecer de suficiente flexibilidad articular en la columna. En estos casos conviene trabajar esta articulación en posiciones menos agresivas, eliminando el impacto contra el suelo.

— Puede emplearse esta variante en lugar de rodar sobre la espalda en el ejercicio «rodar como una pelota».

16. Arco bajo la cadera y lumbar, n° 9

Cuando el binomio espalda-abdomen no tiene suficiente fortaleza como para mantener el peso del cuerpo en el aire es necesario complementar con un apoyo bajo la zona lumbar.

— Con esta modificación será posible la realización de ejercicios como «bicicleta en el aire» y similares que, de otro modo, serían más perjudiciales que beneficiosos.

17. Arco bajo la cadera y lumbar con apoyo de una pierna, n° 17

Para apoyar la zona lumbar y evitar que se genere estrés en la escoliosis lumbar, en los ejercicios que implican el apoyo de los pies en el suelo y levantar el tronco en el aire.

— Puede utilizarse en «el puente» y en todas sus variantes.

18. Manos en la frente, n° 21

Recomendado cuando existe escoliosis dorsal con excesiva curva cifótica, aunque esta se aprecie solo en un lado de la espalda. La reducida movilidad y las adherencias hacen incómoda y dolorosa la colocación de las manos tras la nuca.

— Se puede utilizar esta variante en todos los ejercicios en los que, originalmente, se han de colocar las manos tras la nuca. No obstante, al hacerlo hay que asegurarse de que no aumenta la cifosis dorsal.

19. De rodillas, nº 23

Colocarse en posición decúbito prono y extender los brazos al frente puede llegar a ser imposible en personas con escoliosis dorsal y, por extensión, causar dolor e incluso lesión. Pedir, además de esto, una elevación estaría totalmente contraindicado en este tipo de patologías.

— Ponerse de rodillas elimina parte del trabajo de los ejercicios en los que será necesario aplicar esta variante, pero, en un rango de movimiento reducido, hará posible el trabajo de movilización escapular y su posterior beneficio. Puede utilizarse en ejercicios como «swimming» y similares.

20. Codos flexionados, nº 24

Colocarse en posición decúbito prono y extender los brazos al frente puede llegar a ser imposible en personas con escoliosis dorsal y, por extensión, causar dolor e incluso lesión. Pedir, además de esto, una elevación estaría totalmente contraindicado en este tipo de patologías. En muchos casos será suficiente con flexionar los codos y abrir un poco los brazos para cambiar el ángulo de trabajo de los hombros.

— Puede utilizarse en ejercicios como «swimming» y similares.

21. Rodillas flexionadas en plancha en decúbito supino, nº 26

Puede reducirse la intensidad de las planchas flexionando las rodillas; así se consigue que la palanca sea más corta, y el esfuerzo para la espalda, menor. También se evitará el dolor en las rodillas por el bloqueo de la articulación.

— Ejercicios como «leg pull front», «push up» en su parte final y otros similares se verán facilitados con esta adaptación.

22. Rodilla flexionada en plancha en decúbito supino, nº 27

Cuando hay debilidad o patología en la espalda es recomendable reducir la medida de la palanca. En el ejercicio original, con las rodillas extendidas, el espacio entre los apoyos de las manos y los pies es demasiado grande. Dependiendo de la flexión que se elija para realizarlo, el ejercicio será mas o menos intenso: a mayor flexión, menor intensidad.

— El ejercicio en el que más claramente se puede aplicar esta adaptación es «leg pull», aunque puede usarse en todos aquellos en los que se emplee un posición similar, incluso en los aéreos en decúbito lateral, como «la sirena».

Hombros

23. Cojín bajo la cabeza en decúbito lateral, nº 11

Cuando hay sobrecarga del trapecio en sus fibras altas, el deltoides superior o el manguito de rotadores es necesario evitar la compresión que supone dejar la cabeza sobre el brazo.

— Puede aplicarse, cuando sea necesario, en todos los ejercicios en decúbito lateral.

24. Cojín bajo la cabeza en decúbito lateral y brazo adelantado, nº 28

A veces no es suficiente con aumentar el espacio entre el brazo y la cabeza para eliminar la compresión y se necesita sacar el brazo de debajo. En este caso, el cojín se utiliza a modo de almohada. Ha de emplearse un cojín tan alto como sea necesario, la medida dependerá de la envergadura de los hombros.

— Puede aplicarse, cuando sea necesario, en todos los ejercicios en decúbito lateral.

25. Manos en la frente, nº 21

Recomendado en los casos de grandes cifosis que generan hipomovilidad en la cintura escapular. La reducida movilidad y las adherencias hacen incómoda y dolorosa la colocación de las manos tras la nuca.

— Puede utilizarse esta variante en todos los ejercicios que, originalmente, impliquen la colocación de las manos tras las nuca. No obstante, al hacerlo hay que asegurarse que no aumenta la cifosis dorsal.

26. De rodillas, nº 23

Colocarse en posición decúbito prono y extender los brazos al frente puede causar dolor en los hombros lesionados o rígidos. Si, además de la extensión, se pide una elevación, posiblemente el ejercicio sea imposible para algunas personas. Ponerse de rodillas, aunque elimina parte del trabajo de los ejercicios, hará posible la movilización escapular y su posterior beneficio.

— Puede utilizarse en ejercicios como «swimming» y similares.

27. Codos flexionados, nº 24

Colocarse en posición decúbito prono y extender los brazos al frente puede llegar a ser doloroso en personas con lesión de hombro o mucha rigidez en la cintura escapular. Pedir, además de esto, una elevación no sería lo más adecuado. En muchos casos, será suficiente con flexionar los codos y abrir un poco los brazos para cambiar el ángulo de trabajo de los hombros.

— Puede utilizarse en ejercicios como «swimming» y similares.

Insuficiencia respiratoria, nariz prominente

28. Cojín bajo la frente, nº 22

En algunas ocasiones, la cara demasiado cerca del suelo da sensación de claustrofobia. Esta posición también puede ser incómoda si la nariz presiona contra la colchoneta. En estos casos, se conseguirá una distancia relativamente anatómica colocando un cojín bajo la frente.

— Puede usarse este apoyo en todos los ejercicios en posición decúbito prono, aunque también se coloquen las manos en la posición correcta que, en este caso, sería a ambos lados de la cabeza.

29. Adaptación de la respiración, nº 10

Los ejercicios respiratorios son importantes por sí mismos y su objetivo es mejorar la eficacia ventilatoria; por eso, si se ha decidido incluir el trabajo abdominal y se observa que eso dificulta la respiración, ha de darse prioridad al objetivo de ventilación. En este caso, el ejercicio se realizará sentado.

— Esta sería una adaptación idónea para el cien, que dejaría su postura de la barca para convertirse en un cien sentado.

Lumbar

30. Cojín bajo la cadera en decúbito prono, nº 2

Sirve para evitar el dolor lumbar en los ejercicios boca abajo. Al apoyar el abdomen sobre una superficie voluminosa y relativamente blanda se limita la extensión de la zona lumbar. Esto hace posible la realización de ejercicios que, de otra manera, reproducirían el dolor. El uso de un cojín es más moderado que el uso de un arco y está indicado para la prevención del dolor lumbar.

— Puede usarse en ejercicios como «extensión dorsal», «aducción de talones», «extensión prona», «patada con una pierna» y similares.

31. Arco tras la espalda, nº 3

Gracias al reposo de la espalda contra el arco se elimina gran parte del trabajo abdominal. Por lo tanto, si el dolor lumbar es provocado por una falta de tono de esta musculatura, se estará aliviando el estrés de la parte baja de la espalda.

— Puede utilizarse en ejercicios que requieren mantener la postura de flexión del tronco, como es el caso del cien. También se usa en ejercicios con rolls de tronco hacia atrás cuando no se quiere que el alumno baje del todo, y en todas las variantes abdominales del tren superior e incluso inferior, realizando el apoyo un poco más hacia el cuello y con las manos tras la nuca.

32. Con banda elástica en los pies, nº 4

Reduce el esfuerzo de resistencia ante la fuerza de la gravedad, por lo que es apropiado para suavizar el trabajo de la zona lumbar y colocar correctamente el cuello.

— Puede usarse la banda en ejercicios de media rueda, roll up, ejercicios con piernas elevadas, etc. Esta es la ejecución indicada para proteger la espalda cuando el abdomen todavía no está lo suficientemente fuerte para hacer este trabajo. También es apropiado para periodos menstruales, ciertas fases del embarazo, lumbalgia crónica y patologías del disco.

33. Cojín bajo la cadera en decúbito supino, nº 6

Para eliminar la tensión en la zona lumbar cuando existen acortamientos de las cadenas posteriores o debilidad abdominal.

— Se utiliza en ejercicios en los que el alumno está en decúbito supino y la posición de las piernas produce una excesiva lordosis en la zona lumbar, como, por ejemplo, «círculos de las dos piernas», «corks crew», etc.

34. Sentado en un cojín, nº 7

Para facilitar la posición de sentado cuando existen acortamientos de las cadenas musculares posteriores, sobre todo en la regiones de los isquiotibiales y el glúteo, y lumbar y dorsal, que provocan dolor en la espalda.

— Se usa el cojín cuando es imposible mantener la elongación de la columna durante los ejercicios del tren superior con pequeños aparatos (press pectoral con aro, cien sentado, movilizaciones articulares para hombro, estiramientos de la musculatura cervical, etc).

35. Arco bajo el tronco en decúbito supino, nº 5

Un estiramiento previo del psoas aligera la sobrecarga que pudiera producirse en la zona lumbar durante ejercicios que requieren una extensión de la cadera.

— Es aconsejable realizarlo antes de ejercicios, generalmente en posición decúbito prono, como «extensión prona», «leg pull front», «swimming», etc.

36. Arco bajo el tronco en decúbito prono, nº 13

Para evitar el dolor lumbar en los ejercicios boca abajo. Al apoyar el abdomen sobre una superficie redondeada, la zona lumbar también se redondea, sin esfuerzo, y hace posible la realización de ejercicios que, de otra manera, reproducirían el dolor. El uso de un arco es más conservador que recurrir a un cojín y está indicado para poder realizar ejercicios en decúbito prono cuando hay crisis de dolor lumbar.

— Es útil en ejercicios como «extensión dorsal», «aducción de talones», «extensión prona», «patada con una pierna» y similares.

37. Apoyo elevado de los pies, nº 16

El trabajo extra de la musculatura isquiotibial, que aumenta por el apoyo elevado de los pies, impide pasarse en la elevación del tronco cuando todavía no se tiene integrado el cierre de las costillas.

— Puede utilizarse en los «puentes» y en ejercicios similares. De esta manera es más sencillo aprender a relajar el tórax, haciendo descender el esternón y acompañando el gesto con una exhalación profunda.

38. Arco bajo la cadera y lumbar con apoyo, nº 17

Para apoyar la zona lumbar y evitar la hiperlordosis en los ejercicios que implican el apoyo de los pies en el suelo y la posición del tronco en el aire.

— Puede utilizarse en «el puente» y en todas sus variantes.

39. Flexión de las rodillas en decúbito supino, nº 20

En ocasiones no es necesaria la utilización de ningún accesorio para facilitar la elevación de las piernas sin riesgo para la zona lumbar o la extensión de las mismas en ejercicios en sedestación: basta con flexionar las rodillas para reducir la palanca y, como consecuencia, la lucha contra la fuerza de la gravedad y el estiramiento de las cadenas musculares.

— Se realiza en todos los ejercicios en los que es evidente la imposibilidad de extender las rodillas sin perjuicio o imposibilidad para la elongación de la columna.

40. Rodillas flexionadas en plancha en decúbito supino, nº 26

Puede reducirse la intensidad de las planchas flexionando las rodillas; así se conseguirá que la palanca sea más corta, y el esfuerzo para la zona lumbar, menor. También se evitará el dolor en las rodillas por el bloqueo de la articulación.

— Ejercicios como «leg pull front», «push up» en su parte final y similares se verán facilitados con esta adaptación.

Muñecas

41. Sobre los antebrazos en decúbito supino, nº 25

Para eliminar el apoyo sobre las muñecas cuando existe dolor crónico o agudo. Esta variante requiere mayor atención en la estabilización escapular, pues es habitual que al reducir el aire o espacio entre la cabeza y el suelo se cometa el error de acercar los hombros a las orejas.

— Se emplea en las planchas pronas y supinas, en los abdominales mixtos sobre el apoyo de las manos y en el trabajo abdominal del transverso con piernas elevadas en diagonal, ni al suelo ni al techo. También en «la sirena» y en su variante de «abdominales laterales».

42. Sobre los antebrazos en decúbito supino, nº 28

Para eliminar el apoyo sobre las muñecas cuando existe dolor crónico. Esta variante requiere mayor atención en la estabilización, escapular pues es habitual que al reducir el aire o espacio entre la cabeza y el suelo se cometa el error de acercar los hombros a las orejas.

— Se utiliza en las planchas pronas y supinas, en los abdominales mixtos sobre el apoyo de las manos y en el trabajo abdominal del transverso con las piernas elevadas en diagonal, ni al suelo ni al techo. También en «la sirena» y en su variante de «abdominales laterales».

Rodillas

43. Cojín bajo la rodilla en decúbito supino, nº 19

En rodillas con condromalacia, la flexión de esta articulación en la posición tumbado prono puede causar dolor por el contacto de la rótula contra el suelo y contra el fémur. Puede aislarse la rodilla del suelo con un cojín para amortiguar ese contacto.

— Se aplica en ejercicios como «patada con una pierna» y similares.

44. Colchoneta tras los muslos en posición de rodillas, nº 14

La flexión profunda de la rodilla puede causar dolor cuando existen condropatías. En este caso, será necesario aumentar el ángulo de flexión colocando una colchoneta enrollada, un cojín o una manta en los huecos poplíteos.

— Puede usarse en «la bolita» y en ejercicios similares.

45. Rodillas flexionadas en plancha en decúbito prono, nº 26

Puedes reducir la intensidad de las planchas flexionando las rodillas; así se conseguirá que la palanca sea más corta, y el esfuerzo, menor. También se evitará el dolor en las rodillas por el bloqueo de la articulación.

— Ejercicios como «leg pull front», «push up» en su parte final y similares se verán facilitados con esta adaptación.

46. Rodilla flexionada en plancha en decúbito prono, nº 27

Cuando hay laxitud en las rodillas y estas quedan en medio de la palanca de apoyos es recomendable no llegar al bloqueo de las articulaciones. Esto se conseguirá flexionándolas, y en función de esa flexión el ejercicio será mas o menos intenso, ya que a mayor flexión, menor intensidad.

— El ejercicio más adecuado para aplicar esta adaptación es «leg pull», pero puede usarse en todos aquellos cuya posición sea similar, incluso en los aéreos en decúbito lateral, como «la sirena».

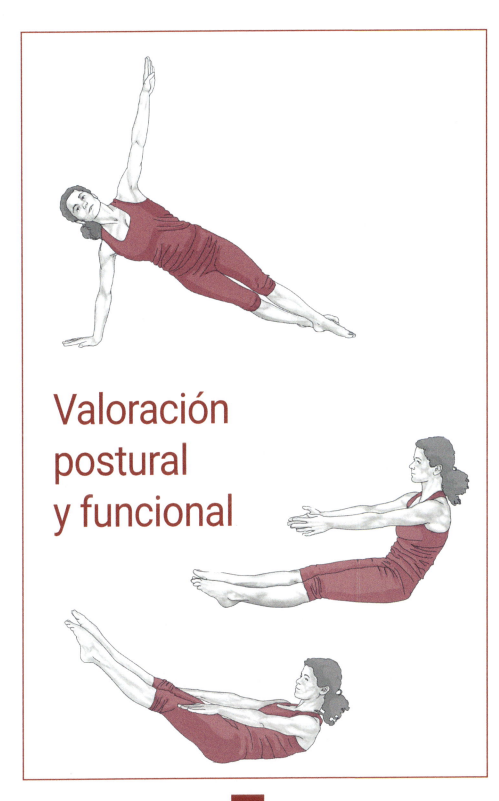

Valoración
postural
y funcional

Valoración postural

¿Por qué es necesario realizar un análisis del alumno?

Ser conscientes de nuestra postura o, en caso de ser profesionales, de la postura del alumno es imprescindible para establecer una base de la que partir a la hora de diseñar una rutina de entrenamiento. Un alineamiento incorrecto provoca estrés en el sistema musculoesquelético.

Esta valoración postural, unida a la funcional, da las claves para establecer objetivos de salud que se sumarán a los estéticos y los de rendimiento deportivo.

Todo está unido, trabajar para mejorar la postura y los hábitos posturales es el camino para conseguir una estética más agradable. La persecución del objetivo de rendimiento deportivo, siempre dentro del marco de la salud y trabajando a través del método pilates, también desembocará en un cuerpo más proporcionado, estilizado, fuerte, ágil, dinámico y joven.

Muchas veces, a simple vista, podemos equivocarnos en la evaluación de la estructura de un alumno, y por eso hay que dedicar un poco más de tiempo al estudio de los diferentes segmentos corporales y sus particularidades. Por ejemplo, puede parecer que un sujeto tiene hiperlordosis cuando, en realidad, tiene un glúteo prominente. Si no se observa la posición de la cadera (las espinas iliacas anterosuperiores en relación con el pubis) y se comprueba así la certeza de esa supuesta patología, se estará trabajando de manera equivocada con el alumno.

Por otra parte, hay que distinguir una mala colocación por hábito de un problema estructural. El hábito se puede cambiar para mejorar la postura, pero la estructura corporal no es fácilmente modificable y, en la mayoría de los casos, de hecho, no se debe modificar. La clave reside, en este caso, en equilibrar el conjunto respetando la estructura.

Observa tu postura frente a un espejo, de frente, de lado y de espaldas (en este caso tendrás que buscar ayuda, pues no solo consiste en observar, sino en hacerlo respetando la posición natural del cuerpo en bipedestación). No modifiques lo que estás viendo, se objetivo e imparcial. Simplemente, anota las desviaciones que se muestran a continuación en el guión que hay que seguir. Necesitarás tocar algunas partes del cuerpo para corroborar lo que ves. Vamos a ello.

Vista frontal

Cabeza					
Centrada	Inclinada a la derecha	Inclinada a la izquierda	Trasladada a la derecha	Trasladada a la izquierda	Otro

Hombros					
Alineados	Derecho bajo	Izquierdo alto	Rotación interna	Rotación externa	Otro

Costillas					
Alineadas	Rotación a la derecha	Rotación a la izquierda	Baja		Otro

Pelvis					
Crestas alineadas	Derecha baja	Izquierda alta			Otro

Rodillas					
Alineadas	Valgo	Varo			Otro

Tobillos					
Alineados	Valgo	Varo			Otro

Pies					
Normal	Plano	Cavo	Pronador	Supinador	Otro

Cabeza

Centrada: Misma distancia desde las orejas derecha e izquierda hasta los hombros derecho e izquierdo, respectivamente.

Inclinada: Una oreja se inclina hacia un hombro y la otra se aleja.

Trasladada: Desplazamiento lateral de la cabeza, que se sale del eje vertical (cabeza de egipcio).

Hombros

Alineados: Los dos hombros a la misma altura, en función de un eje horizontal, paralelo al suelo.

Bajo: Disminución de altura, respecto al eje horizontal, y clavícula en descenso.

Alto: Aumento de altura, respecto al eje horizontal, y clavícula en ascenso.

Rotado: Una manera fácil de observar la rotación interna o externa de los hombros es la prueba del bolígrafo. Se cogen dos bolígrafos con el puño cerrado, uno en cada mano, y se deja que los brazos caigan, relajados, a ambos lados del costado. Si las puntas de los bolígrafos apuntan hacia dentro, hay rotación interna; si apuntan hacia fuera, la rotación será externa.

Costillas

Alineadas: Misma altura de las costillas respecto a un eje horizontal.

Rotadas: Acercamiento del borde interno de las costillas al eje central del cuerpo.

Bajas: Descenso de una de las parrillas costales.

Pelvis

Crestas alineadas: Las dos crestas iliacas a la misma altura.

Alta o baja: Cresta alta o baja tomando como referencia la cuarta vértebra lumbar (L4).

Rodillas

Alineadas: Rótulas con la cara anterior mirando al plano frontal y sin desplazamientos laterales.

Valgo: Piernas en forma de X o rodillas con flexión lateral hacia el plano medial.

Varo: Piernas en forma de paréntesis o con las rodillas flexionadas hacia el plano lateral.

Tobillos

Alineados: En continuación con la verticalidad de la tibia hacia el suelo.

Valgo: Flexión lateral hacia el plano medial.

Varo: Flexión lateral hacia el plano lateral.

Pies

Normal: Peso del cuerpo distribuido entre los dedos, el talón y el lateral externo a medial de la planta del pie.

Plano: Peso del cuerpo en toda la planta, con principal apoyo en el lateral interno.

Cavo: Peso del cuerpo sobre el lateral externo de la planta del pie.

Pronador: Valgo de tobillo y pie tendente a plano.

Supinador: Varo de tobillo y pie tendente a cavo.

Vista lateral

Cabeza				
Centrada	Hacia delante	Hacia atrás		Otro

Cervicales				
Curva normal	Hiperlordosis	Plana		Otro

Dorsales				
Curva normal	Hipercifosis	Plana	Militar	Otro

Lumbar				
Curva normal	Hiperlordosis	Hipercifosis		Otro

Pelvis				
Neutra	Anteversión	Retroversión		Otro

Rodillas				
Flexión normal	Hiperextensión	Hiperflexión		Otro

Tobillos				
Flexión normal	Flexión dorsal	Flexión plantar		Otro

Cabeza

Centrada: El eje vertical entra por la fontanela, pasa por el lóbulo de la oreja, el conducto auditivo externo y la apófisis odontoides del axis.

Hacia delante: El eje vertical pasa por detrás del lóbulo de la oreja.

Hacia atrás: El eje vertical pasa por delante del lóbulo de la oreja.

Cervicales

Curva normal: El eje vertical pasa atravesando los cuerpos vertebrales cervicales.

Hiperlordosis: Aumento de la lordosis cervical. El eje vertical pasa por detrás de los cuerpos vertebrales cervicales. Cuello excesivamente curvado.

Plana: Rectificación de la lordosis cervical. Cuello sin curva.

Dorsales

Curva normal: Curva ligeramente convexa hacia atrás en función del eje vertical.

Hipercifosis: Aumento de la cifosis dorsal o «chepa». Curva muy pronunciada hacia atrás.

Plana: Espalda plana. Rectificación de la cifosis dorsal. Sin convexidad hacia atrás respecto al eje vertical.

Militar: Tórax elevado e hinchado. Rectificación de la curva o cifosis dorsal.

Lumbar

Curva normal: Curva ligeramente convexa hacia delante en función del eje vertical.

Hiperlordosis: Aumento de la convexidad hacia delante, en función del eje vertical.

Coincide con una cadera en anteversión o «culo pollo».

Hipercifosis: Disminución de la convexidad. Coincide con una cadera en retroversión o redonda.

Pelvis

Neutra: Las espinas iliacas anterosuperiores coinciden en un plano vertical, perpendicular al suelo, con la sínfisis púbica.

Anteversión: Las espinas iliacas anterosuperiores están adelantadas respecto al plano vertical.

Retroversión: Las espinas iliacas anterosuperiores están atrasadas respecto al plano vertical

Rodillas

Normal flexion: The vertical axis runs slightly in front of the center of the knee joint.

Hyperflexion: Forward Rodillas forwards. Usually associated with dorsal flexion of the Tobillos.

Hyperextension: Backward Rodillas. Usually associated plantar flexion of the Tobillos.

Tobillos

Flexión normal: Tibia vertical y en ángulo recto con la planta del pie.

Flexión dorsal: Mayor flexión hacia del dorso del pie. A la vista, más flexionado.

Flexión plantar: Mayor flexión hacia la planta del pie. A la vista, menos flexionado o extendido.

Vista posterior

Escápulas				
Normales	Alada	Pegada		Otro

Columna				
Alineada	Escoliosis	Discontinuidad		Otro

Pelvis				
EIPS normal	Exceso EIPS	Defecto EIPS		Otro

EIAS: Espina iliaca anterosuperior. **EIPS:** Espina iliaca posterosuperior.

Escápulas

Normales: Se palpa el borde de las escápulas y, en posición anatómica, puede introducirse mínimamente el inicio del dedo de la mano.

Alada: Separadas de las costillas en su borde medial (hacia la columna). Puede introducirse la primera falange de los dedos de la mano.

Pegada: No pueden introducirse los dedos y apenas palpar los bordes.

Columna

Alineada: Recta, sin desviaciones en el eje vertical.

Escoliosis: Con curvas. Escoliosis simple o doble.

Pelvis

Espinas iliacas anteroposteriores normales: Se ven dos pequeños huecos a ambos lados del sacro que coinciden con el espacio que ocupa la yema del dedo.

Exceso de espinas iliacas anteroposteriores: Los huecos están aumentados.

Defecto de espinas iliacas anteroposteriores: No se perciben los huecos.

Articulación

Columna. Flexión frontal				
Continuidad	Plana			Otro

Columna. Flexión lateral				
Flexión normal	Discontinua			Otro

Este test consiste en hacer una flexión del tronco, relajada, para observar si la articulación vertebral es correcta.

Columna. flexión frontal

Continuidad: La flexión se observa desde atrás y, después, se palpa la columna para asegurarse de que entre las apófisis no hay desequilibrios.

Plana: Se observa desde un lado. Se busca una flexión continua, sin zonas planas. Las zonas planas están relacionadas con una falta de articulación y suelen darse en la zona lumbar.

Columna. flexión lateral

Flexión normal: Curva con continuidad, dibujando una C abierta.

Discontinua: La curva articular de la columna se corta en un punto concreto y aparece un «hachazo» o vértice de triángulo.

Prueba del bolígrafo

Rotación hombros				
Sin rotación	Interna derecho	Externa izquierdo	Externa Derecho	Interna Izquierdo

Este test mide fácilmente la rotación interna o externa de los hombros. Únicamente hay que observar si la punta de los bolígrafos se dirige hacia dentro (rotación interna) o hacia fuera (rotación externa). En caso de que sea rotación interna, habrá que relacionarlo con sobrecargas delanteras, y al contrario cuando se obtenga una rotación externa.

Valoración funcional

Desde que empezamos a movernos adquirimos hábitos posturales negativos para la salud del cuerpo. Imagina a un bebé intentando chuparse, día tras día, un dedo del pie derecho. Los músculos de ese lado de la cadera, por detrás, estarán más elongados que los músculos del otro lado, y por delante estarán más acortados. Aunque no es evidente, este bebé ya está empezando a desequilibrar su sistema musculoesquelético.

Ahora traslada esa imagen a tu vida diaria y ponte en el lugar del bebé: ¿cuántos gestos nocivos repites de manera automática a lo largo del día?, ¿qué posturas adoptas que rompen el equilibrio muscular?, ¿tus articulaciones se mueven según la biomecánica correcta?, ¿generas más estrés físico del necesario?, ¿eres consciente de que tu postura no es la correcta, o tiene que llegar el dolor para que te des cuenta?

Con la valoración funcional se obtienen datos sobre estos desequilibrios, tanto a nivel articular como muscular. Sabremos si hemos potenciado más uno de los lados de nuestro cuerpo que el otro. Podrás valorar la fuerza de los distintos grupos musculares y verás que, en función de las actividades diarias y del hábito deportivo, unos músculos estarán muy fuertes y otros muy débiles, unas articulaciones conservarán su rango de movimiento, pero otras lo tendrán reducido. Observarás que, incluso, algunas estarán tan limitadas que reducen la calidad de vida y la autonomía del alumno.

Hay que poner freno a estos desequilibrios y, para ello, qué mejor que conocerlos. A través de unos sencillos ejercicios uno puede hacerse una idea general del estado del alumno. Algunos de ellos forman parte del método pilates y otros son ejecuciones conocidas en el mundo del fitness que, aplicando los principios del método, amplían el surtido.

¿Cómo valorar y determinar el nivel del alumno en el método pilates?

Cada ejercicio tiene una función dentro de la valoración, toca distintos aspectos. La suma de todos es la que va a dar una visión global del nivel del alumno, pero el análisis puntual de cada uno de ellos será la clave para enfocar el diseño del entrenamiento.

Por ejemplo, si el ejercicio de media sentadilla puntúa con un 3, pero el de sentadilla completa lo hace con un 2 porque separa los talones del suelo, habrá que orientar el entrenamiento al trabajo de estiramiento de los gemelos y no tanto al de fortalecimiento de los cuádriceps. Ciertamente, con una repetición no se sabe cómo están los cuádriceps de fuertes, únicamente se sabe que la base es buena; sin embargo, la base de los gemelos en estiramiento no es buena. Más adelante, con el ejercicio de equilibrio de puntillas se podrá saber si los gemelos están fuertes, y con el de estiramiento de cuádriceps se comprobará si están elásticos.

Como se puede ver, el proceso tiene su complejidad, una complejidad proporcional a la responsabilidad de hacerse cargo del propio entrenamiento o del entrenamiento de otra persona.

Las puntuaciones

Aunque en la tabla se muestra un abanico de puntuación con números enteros del 0 al 3, también pueden fraccionarse para afinar más en la valoración. La fracción dependerá de la escala de exigencia que se aplique frente a la ejecución del ejercicio. Si se decide fraccionar, hay que establecer un protocolo, una valoración personal que se utilice siempre en las mismas situaciones. Valorar la función es complicado porque se encontrarán variantes de lo que sería una ejecución ideal. La valoración que se propone aquí es un ejemplo válido para sacar datos sobre la propia funcionalidad o la de los alumnos, pero será válida cualquier valoración que aporte a quien la hace una información completa acerca del rango de movimiento, fuerza, acortamientos y movilidad articular.

¿Y si un ejercicio es imposible de hacer?

No pasa nada, se puntúa con un cero y se sigue adelante con los otros. Lo más importante es saber el porqué de esa imposibilidad, ¿es por una lesión?, ¿es por falta de fuerza?, ¿por falta de elasticidad? El intercambio de información es necesario porque, muchas veces, lo que se ve no coincide con la realidad, y si no se pregunta podemos equivocarnos al hacer la valoración.

No debe forzarse un ejercicio si la persona no se ve capaz de hacerlo, ya sea el caso de alguien que se esté autovalorando o que sea un alumno que muestra rechazo. Ha de valorarse con un cero y, a través del entrenamiento, trabajar ese aspecto con otros ejercicios que sirvan de progresión. Se verá así que el resultado a corto plazo es impresionante.

Ejercicios

Para valorar la fuerza

Media sentadilla

Valora, principalmente, la fuerza de los cuádriceps, el tibial anterior y la elongación de la columna en flexión de la cadera.

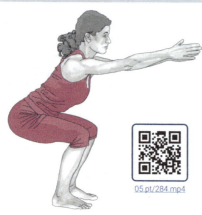

05.pt/284.mp4

Flexión de las rodillas hasta los 90 grados con inclinación del tronco hacia delante.

3 puntos. Las rodillas en flexión de 90 grados, la cadera neutra, el tronco inclinado hacia delante y la columna elongada.

2 puntos. Las rodillas en flexión de 90 grados, la cadera en retroversión, el tronco inclinado hacia delante y la columna no elongada.

1 punto. Las rodillas adelantadas con más de 90 grados de flexión, la cadera en retroversión, el tronco inclinado hacia delante y la columna no elongada.

Sentadilla completa

Valora, principalmente, la fuerza de los cuádriceps y el tibial anterior, la elasticidad de los gemelos y la elongación de la columna en flexión de la cadera.

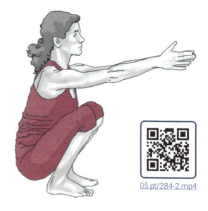

05.pt/284-2.mp4

Flexión completa de las rodillas hasta unir la parte posterior del muslo con los gemelos.

3 puntos. Flexión profunda de las rodillas hasta unir los muslos y los gemelos, los talones apoyados en el suelo, la cadera en ligera retroversión y la columna elongada.

2 puntos. Flexión profunda de las rodillas, los talones no apoyados en el suelo, la cadera en ligera retroversión y la columna no elongada.

1 punto. Flexión limitada de las rodillas, los talones no apoyados en el suelo, la cadera en amplia retroversión y la columna no elongada.

Equilibrio de puntillas

Valora, principalmente, la fuerza de los gemelos y el equilibrio.

Fondo de tríceps

Valora, principalmente, la fuerza del pectoral, los serratos y el abdomen.

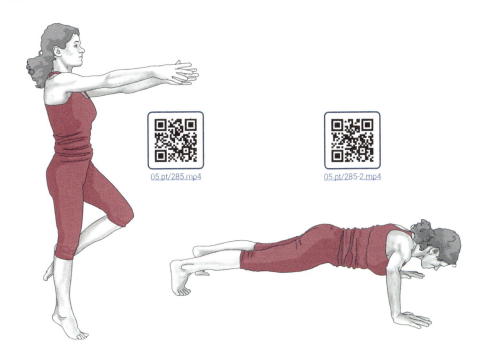

05.pt/285.mp4

05.pt/285-2.mp4

Tres elevaciones sobre un solo pie, manteniendo la otra pierna flexionada y el pie a la altura de la mitad de la tibia.

3 puntos. Tres elevaciones completas, con cada pie, con total equilibrio y fluidez.

2 puntos. Tres elevaciones completas,

1 punto. No consigue las tres elevaciones.

Desde la posición decúbito prono, con los codos flexionados y elevados a ambos lados del costado y las manos a la altura del pectoral.

3 puntos. Elevación completa del tronco en posición de plancha prona.

2 puntos. Elevación completa del tronco sin mantener la posición de plancha prona.

1 punto. Elevación del tronco con dificultades y desequilibrio de los lados derecho e izquierdo del cuerpo.

Elevación lateral

Valora, principalmente, la fuerza de los abdominales oblicuos y los serratos.

Superman I

Valora, principalmente, la fuerza del glúteo, la zona lumbar y los dorsales mediales.

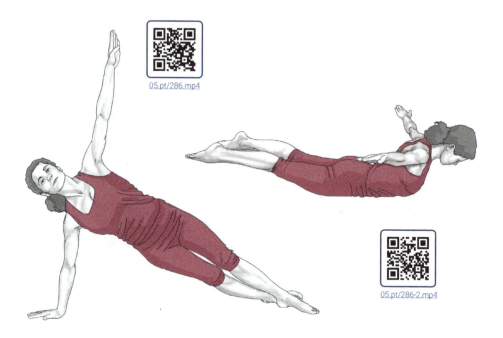

05.pt/286.mp4

05.pt/286-2.mp4

Ejecución de la segunda posición de la «la sirena» (ejercicio 13 de nivel 2, mixto).

3 puntos. Elevación del tronco, con mantenimiento del equilibrio en un plano frontal, sin rotaciones.

2 puntos. Elevación del tronco, con dificultad para el equilibrio y rotaciones.

1 punto. Elevación del tronco con necesidad de modificar el apoyo de las manos o los pies.

Desde la posición de decúbito prono, elevación del tronco, la cabeza y las piernas, con los brazos abiertos en cruz.

3 puntos. Elevación del tronco, la cabeza y las piernas de manera proporcionada, manteniendo la elongación axial.

2 puntos. Mayor elevación del tren superior que del inferior, o viceversa, y pérdida de la elongación axial.

1 punto. Solo eleva uno de los trenes.

Superman II

Valora, principalmente, la fuerza del deltoides posterior y los dorsales mediales.

Cien

Valora, principalmente, la fuerza del abdomen.

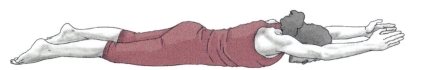

05.pt/287.mp4

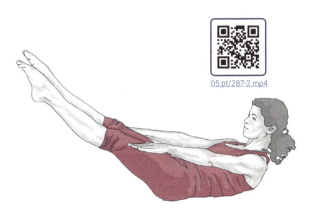

05.pt/287-2.mp4

Desde la posición de decúbito prono y con la frente reposada en el suelo, elevación de los brazos al frente.

3 puntos. Elevación de los brazos con los codos extendidos.

2 puntos. Elevación de los brazos con los codos flexionados.

1 punto. Solo eleva uno de los brazos.

Flexión del tronco y elevación del tren inferior, con los brazos extendidos al frente.

3 puntos. Aguanta 30 segundos en la posición correcta.

2 puntos. Aguanta 30 segundos con modificación de la posición.

1 punto. Consigue la posición, pero no llega a aguantar 30 segundos.

Elevación de pierna con apoyo de la rodilla

Valora, principalmente, la fuerza de los abductores de la cadera.

Roll Up

Valora, principalmente, la flexibilidad articular de la columna en flexión y la fuerza abdominal.

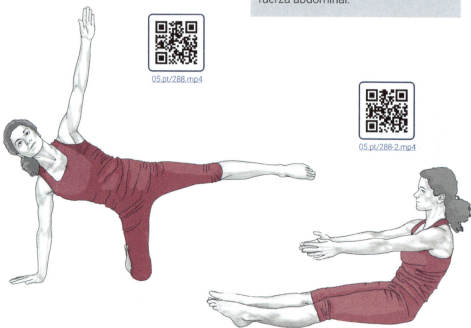

05.pt/288.mp4

05.pt/288-2.mp4

Desde la posición de decúbito lateral, con el apoyo de la mano y la rodilla. Elevación de la pierna hasta la altura de la cadera, manteniendo el tronco y las piernas en un plano frontal, sin rotaciones.

3 puntos. Aguanta 30 segundos en la posición correcta.

2 puntos. Aguanta 30 segundos con modificación de la posición, manteniendo la pierna elevada.

1 punto. Consigue la posición, pero no llega a aguantar 30 segundos con la pierna elevada.

Desde la posición de sedestación, extensión del tronco vértebra a vértebra hasta quedar tumbado y vuelta a la posición inicial, de nuevo vértebra a vértebra.

3 puntos. Elevación completa, fluida, armónica y continua.

2 puntos. Elevación completa, poco fluida y con impulso.

1 punto. Imposibilidad de bajar o subir.

El poste

Valora, principalmente, la funcionalidad del hombro.

05.pt/289.mp4

La cobra

Valora, principalmente, la flexibilidad de la columna en extensión.

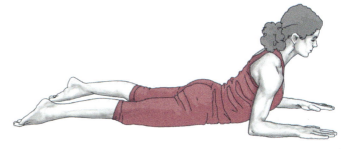

05.pt/289-2.mp4

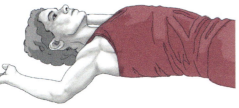

Con los talones, la cadera, la zona dorsal y el cráneo pegados a la pared, elevación de los brazos desde una flexión de los codos de 90 grados.

3 puntos. Elevación de 20 centímetros con todo el antebrazo pegado a la pared.

2 puntos. Elevación de 20 centímetros con solo los codos o las manos pegadas a la pared.

1 punto. Elevación de los brazos sin posibilidad de pegar ninguna parte del brazo a la pared.

Desde la posición de decúbito prono, extensión de la columna apoyando los antebrazos en el suelo.

3 puntos. La cadera se mantiene apoyada en el suelo, los hombros alejados de las orejas y los brazos pegados a los costados.

2 puntos. La cadera no se apoya en el suelo o los hombros se acercan a las orejas, con los brazos pegados a los costados.

1 punto. No consigue el apoyo de los antebrazos sin separar los brazos de los costados.

Sentado

This exercise assesses mainly the elasticity of the posterior chain of the lower body, as well as spinal elongation.

Sentado con las piernas abiertas

Valora, principalmente, la elasticidad de la cadena posterior del tren superior, junto con la elasticidad de los aductores.

En posición de sedestación, con las piernas abiertas aproximadamente un

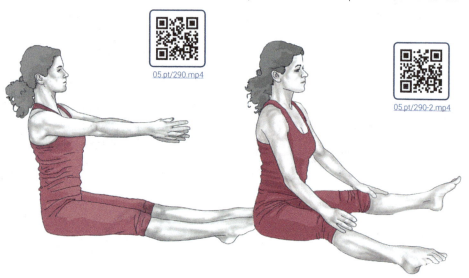

05.pt/290.mp4

05.pt/290-2.mp4

En posición de sedestación, con las piernas abiertas tanto como el ancho de la cadera y las rodillas extendidas.

3 puntos. La columna está elongada, la cadera neutra y las rodillas extendidas.

2 puntos. La columna está flexionada, la cadera neutra y las rodillas extendidas.

1 punto. La columna está flexionada, la cadera en retroversión y las rodillas flexionadas.

metro y las rodillas extendidas.

3 puntos. La columna está elongada, la cadera neutra y las rodillas extendidas.

2 puntos. La columna está flexionada, la cadera neutra y las rodillas extendidas.

1 punto. La columna está flexionada, la cadera en retroversión y las rodillas flexionadas.

Sentado en Z

Valora, principalmente, los rotadores internos y externos de cadera.

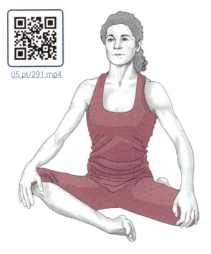

05.pt/291.mp4

Estiramiento del cuádriceps

Valora, principalmente, la elasticidad del cuádriceps y el psoas.

05.pt/291-2.mp4

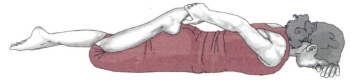

Sentado, con las piernas en posición de Z.

3 puntos. Ambos isquiones permanecen apoyados en el suelo, y la columna elongada.

2 puntos. Solo apoya un isquión, pero mantiene la columna elongada.

1 punto. Solo apoya un isquión y no consigue elongar la columna.

Desde la posición de decúbito prono, flexión de una rodilla y acercamiento de ese talón al glúteo con la ayuda de la mano.

3 puntos. El talón llega al glúteo, la cadera permanece extendida y la columna elongada.

2 puntos. El talón llega al glúteo y la columna permanece elongada, pero la cadera se flexiona.

1 punto. El talón llega al glúteo con dificultad, la cadera se flexiona y la columna pierde la elongación.

Elaboración de una ficha resultante de la valoración anatómica y funcional

En primer lugar, se realizará una anamnesis o batería de preguntas acerca de aspectos de la vida cotidiana, el historial médico y la situación actual en relación con el dolor, las enfermedades y la actividad.

Anamnesis	
Fecha:	
Nombre:	
Edad:	
Profesión y postura laboral:	Tienda. De pie y sentado. Cargando pesos ligeros
Objetivos iniciales:	Aumentar la agilidad, la flexibilidad y la forma física general. Aumentar el tono abdominal y adelgazar. Ocio.
Hábitos deportivos:	Sin historia deportiva. Fitness ocasional.
Historia médica:	Esguince antiguo, de la rodilla derecha, que reproduce dolor con el ejercicio. Condromalacia en la rodilla derecha. Escoliosis dorsal con curvatura derecha.
Dolor recurrente:	Rodilla derecha y sobrecargas cervicales.
Cirugías:	No

Valoración postural	
Vista frontal:	El tobillo derecho más valgo que el izquierdo, las dos rodillas en valgo, el hombro izquierdo elevado y la cabeza inclinada hacia la derecha.
Vista lateral:	Pequeña cifosis cervical, hombros adelantados, adelanto gestual de la cabeza por compensación de cifosis cervical, laxitud articular.
Vista posterior:	Escoliosis dorsal con curva a la derecha.
Flexión de columna:	Mayor desarrollo de la musculatura del lado derecho, zona lumbodorsal poco articulada.

Valoración funcional

Puntuación: 1,82 sobre 3.

La puntuación se obtiene sumando la calificación de todos los ítems valorados y dividiendo a continuación el total entre la cantidad de ítems.

Media sentadilla:	No terminada por acortamiento del gemelo.
Sentadilla completa:	Adelantamiento de la cabeza con dolor del cuello por acortamiento de la cadena posterior.
Equilibrio sobre un pie:	Mejor sobre el pie izquierdo debido al dominio del lado derecho.
Fondos de tríceps:	Arqueo de la espalda por falta de tono abdominal.
Elevación lateral de la pierna:	Imposible, sin apoyo de la rodilla izquierda por debilidad abdominal lateral. Lado derecho completo, con dolor en la rodilla por inestabilidad articular.
Superman:	Lado izquierdo más débil en el glúteo y la espalda.
Elevación prona de los brazos:	Debilidad del lado izquierdo.
Cien:	Correcto.
Elevación de una pierna con apoyo de la rodilla:	No consigue situar el tronco en un plano frontal. Falta de elasticidad lateral.
Roll up:	Completo, pero con falta de articulación dorsolumbar.
Poste:	Dificultad y esfuerzo.
Cobra:	Poco articulada.
Sentado neutro:	Cadena posterior acortada.
Sentado con las piernas abiertas:	Acortamiento de los aductores y la cadena posterior, aunque menos.
Sentado en Z (derecha):	Molestia en la rodilla (ligamento lateral interno o menisco), cadera derecha elevada, columna no elongada.
Sentado en Z (izquierda):	Sin molestia en la rodilla y mejor colocación de la cadera y la columna.
Flexión prona de la rodilla:	Correcto.
Prueba del bolígrafo (véase «Test de valoración postural»):	Rotación interna de los dos hombros.

Objetivos resultantes

1. Trabajo de elongación de la cadena muscular posterior.

2. Trabajo de elongación del gemelo.

3. Búsqueda del equilibrio muscular entre el lateral izquierdo y el derecho.

4. Trabajo de la bilateralidad del tren superior para el mantenimiento de la escoliosis.

5. Fortalecimiento del abdomen en sus capas superficial y profunda.

6. Fortalecimiento de la musculatura del muslo para la estabilidad de la rodilla derecha.

7. Trabajo de la articulación lumbodorsal.

8. Fortalecimiento de la musculatura dorsal medial (entre las escápulas).

9. Elasticidad de los aductores.

10. Elasticidad de los rotadores externos en la cadera derecha.

Después de elaborar el informe de evaluación, hay que analizar los objetivos resultantes y crear una tabla o lista de ejercicios con la que trabajar las zonas de atención identificadas. En el caso del ejemplo, esto conllevaría usar los ejercicios del gato, caballo, sierra y otros similares para trabajar el estiramiento de la cadena posterior.

El estiramiento o la elasticidad de los músculos de la pantorrilla se puede lograr usando cualquier ejercicio que requiera la flexo-extensión de los tobillos, o incluso incluyendo ejercicios de estiramientos de los músculos isquiotibiales y de los gemelos (p. 192).

Lograr el equilibrio entre ambos lados del cuerpo requiere una atención meticulosa mientras realizas los ejercicios para asegurarte de que haces los movimientos exactamente de la misma manera en un lado y en el otro, con independencia de lo difícil que esto pueda parecer e incluso si no lo logras completamente al principio. Además de tu propio conocimiento consciente, un espejo puede ser una ayuda muy útil para este propósito.

El trabajo bilateral de la parte superior del cuerpo para el tratamiento de la escoliosis significa que deberías tener cuidado para evitar que tus brazos, omóplatos y columna vertebral se escapen hacia la posición más cómoda permitida por la curva escoliática. Por ejemplo, cuando hagas el ejercicio de natación (p. 130), intenta levantar los dos brazos a la misma altura. Naturalmente, si tienes escoliosis, será más difícil en un lado que en el otro, pero deberías evitar trabajar excesivamente el otro brazo (por ejemplo, súbelo tan solo lo que el brazo más débil te permita). Esta es la clave para lograr el equilibrio bilateral. Por supuesto, doy por sentado que te esforzarás al máximo en levantar el brazo mas débil. Todos los ejercicios que alternan el trabajo entre los dos lados de tu cuerpo son ideales para ayudar a los pacientes con escoliosis a mantenerse sanos.

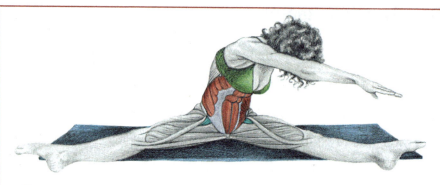

Anexos

Para fortalecer las capas más superficiales y profundas del abdomen tendrás que centrarte en los ejercicios abdominales que se plantean en el apartado correspondiente de este libro. Los ejercicios tienen que hacerse de manera adecuada de acuerdo a los principios del método. De otra manera, no ejercitarás las capas profundas y tu abdomen adoptará la forma abultada característica que se hace visible cuando las fibras profundas no se trabajan, y tu abdomen no desempeñará la función clave de proteger la espalda.

Al usar el método de arriba, podrás crear una lista de ejercicios apropiados para la persona evaluada. Por supuesto, si usas una evaluación previa ya estarás trabajando en objetivos particulares y podrás intervenir inmediatamente sin ninguna otra evaluación. Eso está bien, aunque en ese caso tus objetivos serán necesariamente más generales.

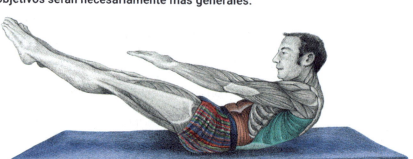

Sin embargo, incluso si tus objetivos son generales, el pilates es una manera muy efectiva de manterner tu cuerpo en forma y sano. Así que vamos, elige diez ejercicios diferentes y ¡empieza a entrenar!!

Anexo 1

Ejercicios por niveles

Nivel 2

Nivel 3

Anexo 2

Diccionario de términos

Abducción. Movimiento por el cual un miembro, o cualquier parte del cuerpo, se aleja de la línea media central que divide el cuerpo en dos mitades simétricas, lado derecho y lado izquierdo. Abducir la pierna es lo mismo que abrir la pierna.

Aducción. Movimiento por el cual un miembro, o cualquier parte del cuerpo, se acerca a la línea media central que divide el cuerpo en dos mitades simétricas, lado derecho y lado izquierdo. Aducir la pierna es lo mismo que cerrarla o cruzarla traspasando la línea de la otra pierna.

Antepulsión. Movimiento del hombro que consiste en la elevación del brazo en el plano sagital. Elevar el brazo por delante.

Anteversión. Movimiento de la cadera que consiste en atrasar los isquiones y adelantar las espinas iliacas anterosuperiores (EIAS), tomando como referencia estas últimas.

Cifosis. Curvatura de la columna vertebral, de convexidad posterior, localizada en la región dorsal.

Contracción concéntrica. Contracción en la que un músculo desarrolla una tensión suficiente para superar una resistencia, de forma que se acorta y genera movimiento en esa parte del cuerpo. Un ejemplo sería levantar un peso con la mano, flexionando el codo y acercando ese peso al hombro.

Contracción excéntrica. Contracción en la que un músculo desarrolla tensión y se alarga para superar una resistencia y generar movimiento en esa parte del cuerpo. En la contracción excéntrica los segmentos implicados se alejan, como, por ejemplo, en la acción de llevar un vaso desde la boca a la mesa.

Contracción isométrica. Contracción en la que un músculo desarrolla tensión sin acortarse ni alargarse, es decir, sin movimiento. Un ejemplo sería mantener una bandeja sobre la mano y transportar su peso sin variaciones en el codo.

Decúbito lateral. Posición del cuerpo que consiste en tumbarse de lado, sobre uno de los costados.

Decúbito prono. Posición del cuerpo que consiste en tumbarse boca abajo.

Decúbito supino. Posición del cuerpo que consiste en tumbarse boca arriba.

Economía de esfuerzo. Concepto de amplio espectro que consiste en realizar un gasto menor de energía del que se supone para una acción determinada.

Elasticidad muscular. Capacidad de los músculos para alargarse y acortarse, y poder volver a su forma original al cesar la acción.

Escoliosis. Curvatura anómala de la columna, en forma de S o C, visible en el plano frontal. Puede ser congénita (presente al nacer), idiopática (de causa desconocida) o neuromuscular (como síntoma secundario de otra patología).

Fuerza muscular. Capacidad de los músculos para producir la máxima tensión muscular. Es la expresión de la fuerza muscular transmitida al hueso a través del tendón.

Fuerza resistencia. Capacidad para mantener un acto de fuerza durante un tiempo determinado. El entrenamiento del metabolismo energético, las adaptaciones musculares y la capacidad del sistema neuromuscular para resistir la fatiga nerviosa determinan el grado de fuerza resistencia del sujeto.

Movilidad. Componente de la flexibilidad consistente en la propiedad que poseen las articulaciones para realizar determinados tipos de movimiento, dependiendo de su estructura morfológica.

Musculatura dinámica. La que realiza una tensión de acortamiento y alargamiento en función del movimiento que se lleve a cabo. La musculatura dinámica trabaja mediante contracciones isotónicas (suma de contracciones excéntricas y concéntricas).

Musculatura estabilizadora. La que se ocupa de mantener parte del cuerpo en una postura inmóvil mientras algunos segmentos están en movimiento. La musculatura estabilizadora trabaja mediante contracciones isométricas.

Musculatura postural. Grupos musculares profundos del tronco que se ocupan de mantener una postura correcta en movimiento y en reposo activo. Similar a la musculatura estabilizadora, pero con un gasto menor de energía cuando, a través del entrenamiento, se completa el proceso de automatización.

Propiocepción. Sentido que informa al organismo de la posición del cuerpo, desarrollando el esquema corporal y su relación con el espacio y el movimiento.

Reeducación funcional. Aprendizaje y entrenamiento de patrones de movimiento nuevos u olvidados con el objetivo de mejorar la salud.

Reeducación postural. Aprendizaje o recordatorio de la postura correcta a través de la observación del propio cuerpo y la aplicación de los cambios necesarios.

Retroversión. Movimiento de la cadera que consiste en adelantar los isquiones y atrasar las espinas iliacas anterosuperiores (EIAS), tomando como referencia estas últimas.

Sobrecarga muscular. Carga repetitiva a la que se somete al sistema musculotendinoso con riesgo de sufrir una lesión. Para evitarlas es necesario que el programa de entrenamiento llevado a cabo esté diseñado en función de las características, fortalezas y debilidades del deportista.

Tasa metabólica o metabolismo basal. Gasto energético diario que el cuerpo necesita para realizar sus funciones vitales y demás actividades.

Velocidad gestual. Consiste en realizar un gesto lo más rápido posible. En pilates solo los ejercicios aéreos de nivel avanzado requieren velocidad gestual en algún momento de su ejecución.

Valgo o genu valgo. Característica de las piernas en la que, en posición anatómica, las rodillas están juntas y los pies separados, más común en mujeres que en hombres. En grado muy acentuado puede llegar a ser una patología.

Varo o genu varo. Característica de las piernas en la que, en posición anatómica, las rodillas están separadas y los pies juntos, más común en hombres que en mujeres. En grado muy acentuado puede llegar a ser una patología.

Anexo 3

Bibliografía

- Alter, M. J. Manual de estiramientos deportivos. 4ª edición. Edit. Tutor. 2003.

- American College of Sports Medicine. Manual de consulta para el control y la prescripción de ejercicio. Edit. Paidotribo. 2000.

- Calais-Germain, B. Anatomía para el movimiento. Tomo I. Análisis de las técnicas corporales. Edit. La Liebre de Marzo. 1994.

- Calais-Germain, B.; Lamotte, A. Anatomía para el movimiento. Bases de ejercicios. Tomo II. Edit. La Liebre de Marzo.

- Calais-Germain, B. El periné femenino y el parto. Anatomía para el movimiento 3. Edit. La Liebre de Marzo.

- Calais-Germain, B. La respiración. El gesto respiratorio. Anatomía para el movimiento. Edit. La Liebre de Marzo.

- Calderón, F. J . Fisiología aplicada al deporte. Edit. Tebar. 2001.

- Craze, R. La técnica Alexander. 2ª edición. Edit. Paidotribo. 2002.

- Egoscue, P.; Gittines, R. Pain free. A revolution method for stopping chronic pain. Edit. Bantam Books. 1998.

- Egoscue, P.; Gittines, R. Pain free for women. The revolutionary program for ending chronic pain. Edit. Bantam Books. 2003.

- Egoscue, P.; Gittines, R. The Egoscue method of health through motion. Edit. Quill. 1992.

- Goyton, M. D.; Hall, Ph. D. Tratado de fisiología médica. 9ª edición. Edit. McGraw-Hill Interamericana. 1996.

- Hage, M. El gran libro del dolor de espalda. Edit. Paidós. 2006.

- Kendall, F. P.; Kendall McKreary, E. Músculos. Pruebas y funciones. 2ª edición. Edit. Jims. 1985.

- López Chicharro, J., Fernández Vaquero, A. Fisiología del ejercicio. 2ª edición. Edit. Médica Panamericana. 1998.

- Luttgens, K.; Wells, K. F. Kinesiología. Bases científicas del movimiento humano. 7ª edición. 1985.

- Lyle, J.; Micheli, M. D.; Jenkins, M. La nueva medicina deportiva. Edit. Tutor. 1998.

- Moore, K. L. Anatomía con orientación clínica. 3ª edición. Edit. Médica Panamericana. 1993.

- Netler, M. D. Atlas de anatomía humana. 4ª edición. Edit. Elsevier Masson. 2007.

- Prentice, W. E. Técnicas de rehabilitación en la medicina deportiva. 2ª edición. Edit. Paidotribo. 1999.

- Sampayo, S. Estiramientos y conciencia corporal. Edit. Edad. 2008.

- Souchard, Ph. E. Stretching Global Activo I. De la perfección muscular a los resultados deportivos. 4ª edición. Edit. Paidotribo. 2003.

- Souchard, Ph. E. Stretching Global Activo II. 4ª edición. Edit. Paidotribo. 2006.

- Ylinen, J. Estiramientos terapéuticos en el deporte y en las terapias manuales. Edit. Elsevier Masson. 2009.

3ª edición, renovada.

Pila Teleña

Made in United States
Orlando, FL
29 August 2024

50886221R10153